SAINT-HONORÉ-LES-BAINS

NIÈVRE

EAUX THERMALES SULFURÉES SODIQUES

par

LE Docteur E. COLLIN

Médecin inspecteur,
Officier d'Académie,
Médecin en chef de l'hôpital civil et militaire de Billom (Puy-de-Dôme),
ex-médecin aide-major,
Membre correspondant de la Société d'Hydrologie de Paris,
de la Société des Sciences médicales de Paris,
de l'Académie de Clermont, etc., etc.,
Lauréat de l'Académie de médecine (service des eaux minérales).
Médaille de bronze en 1865 ; médaille d'argent en 1872.

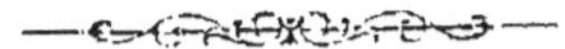

PARIS

CHEZ AD. DELAHAYE, LIBRAIRE-ÉDITEUR

PLACE DE L'ÉCOLE-DE-MÉDECINE

—

1872

SAINT-HONORÉ-LES-BAINS

NIÈVRE

Les EAUX SULFUREUSES SODIQUES de SAINT-HONORÉ-LES-BAINS (Nièvre), les seules du centre de la France analogues à celles des Pyrénées.

Paris. — Impr. GAUTHIER-VILLARS, quai des Grands-Augustins, 55.
Ancienne imp. Bonaventure.

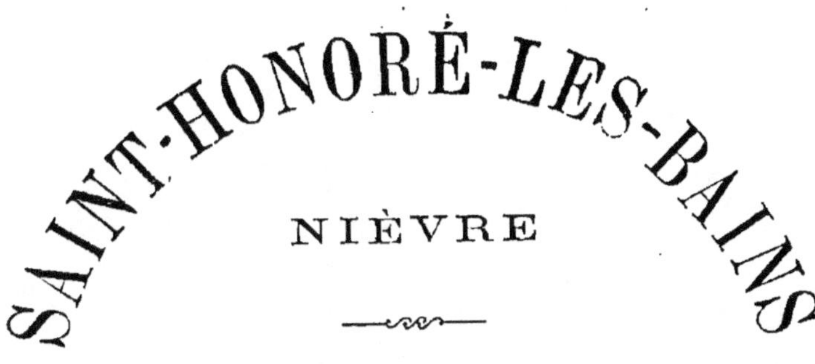

SAINT-HONORÉ-LES-BAINS

NIÈVRE

EAUX THERMALES SULFURÉES SODIQUES

par

LE Docteur E. COLLIN

Médecin inspecteur,
Officier d'Académie,
Médecin en chef de l'hôpital civil et militaire de Billom (Puy-de-Dôme),
ex-médecin aide-major,
Membre correspondant de la Société d'Hydrologie de Paris,
de la Société des Sciences médicales de Paris,
de l'Académie de Clermont, etc., etc.,
Lauréat de l'Académie de médecine (service des eaux minérales).
Médaille de bronze en 1865 ; médaille d'argent en 1872.

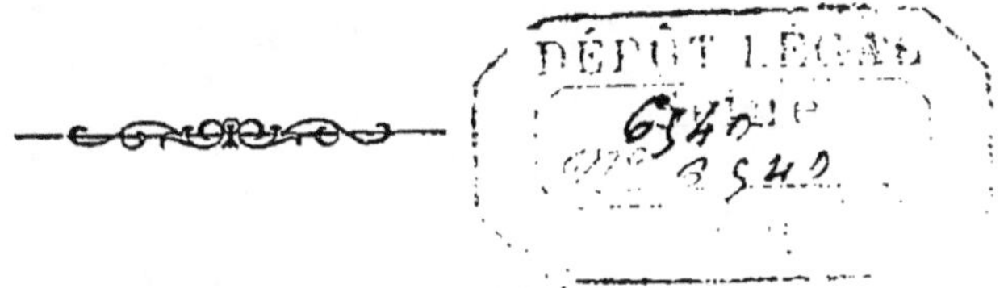

PARIS

CHEZ AD. DELAHAYE, LIBRAIRE-ÉDITEUR

PLACE DE L'ÉCOLE-DE-MÉDECINE

—

1872

En écrivant ce nouveau travail sur **Saint-Honoré**, je désire être utile aux nombreux malades qui viennent chaque année demander à ses sources le rétablissement de leur santé, et rendre un juste hommage de reconnaissance au fondateur de cet établissement, à feu M. 'le marquis d'Espeuilles, qui, grâce à de magnifiques travaux, a fait de Saint-Honoré une station thermale de premier ordre. Le général marquis d'Espeuilles, et le comte Alberic d'Espeuilles, secrétaire d'ambassade, ses fils, les nouveaux propriétaires, tiennent à honneur de continuer l'œuvre de leur père, et le pays a le droit d'avoir foi dans l'avenir.

Je diviserai ce livre en deux parties : je dirai dans la première quelles sont les maladies et les affections qu'on y traite, en faisant suivre chaque groupe de quelques observations.

La seconde sera exclusivement consacrée à l'étude du traitement des affections des voies aériennes par les inhalations sulfureuses. Elle représentera en somme une nouvelle édition de la brochure que j'ai fait paraître en 1864 et dans laquelle j'émettais sur les inhalations sulfureuses des idées théoriques et pratiques qui m'ont valu, de la part de savants écrivains, des appréciations bienveillantes, de l'Académie de médecine une médaille de bronze en 1865 et une médaille d'argent en 1872.

L'expérience déjà grande que j'ai acquise de la médication sulfureuse me permettra surtout d'en faire connaître les contre-indications.

C'est faire le plus grand tort à un établissement thermal que de recommander ses eaux comme une panacée universelle. Il faut que le médecin qui a fait une étude sérieuse de ses thermes soit aussi honnète qu'expérimenté, et qu'il renvoie impitoyablement, avec toutes les précautions que lui prescrivent son amour de l'humanité et son respect pour la souffrance, les malades qu'il pense ne pas pouvoir soulager, sinon guérir.

Avant de commencer ce travail, je tiens à donner ici un souvenir de bien vif regret à Charleuf, avec qui je fis paraître en 1865 le *Guide à Saint-Honoré*. On relira toujours avec plaisir ces descriptions si vives, si animées, si vraies de notre beau Morvan, qu'il connaissait si bien et qu'il aimait tant.

EAUX MINÉRALES SULFUREUSES

DE SAINT-HONORÉ-LES-BAINS

PREMIÈRE PARTIE

Étude archéologique.

Si l'on en croit la tradition, Saint-Honoré fut une ville considérable sous la domination romaine. Elle était connue sous le nom d'Arbandal, et célèbre par ses eaux minérales, que l'on croit avec raison être les *Aquis Alisencii* de la carte de Peutinger : les archéologues font remonter cette carte, qui retrace toutes les routes militaires de l'empire au temps de Théodose, à l'an 200 de l'ère chrétienne (1).

(1) Pour une étude plus complète, voir l'Introduction du *Guide à Saint-Honoré*, par Collin et Charleuf.
Guide médical et pittoresque, 1865.

Si l'on relève sur cette carte, dit Charleuf, les deux voies romaines qui, partant d'Autun, contournent le mont Beuvray au nord et au sud, et dont la première traverse Saint-Honoré même, si l'on applique ce calque sur une carte moderne où ces deux voies seront retracées, on constate entre l'*Aquis Alisencii* de la table théodosienne et le bourg actuel de Saint-Honoré une coïncidence qui exclut toute autre attribution. Pareillement, sur la voie du sud, *Aquis Bormonis*, longtemps confondu avec nos thermes, ne saurait convenir qu'à Bourbon-Lancy, qui possède une inscription dédiée aux génies du lieu : *Bormoni et Damonæ.*

Les sources de Saint-Honoré, douées de vertus réelles et puissantes, furent, on le peut croire, connues et fréquentées de toute antiquité. Des médailles romaines y ont été recueillies en grand nombre ; elles remontent jusqu'au règne de Tibère. Chose singulière, parmi tant d'ex-voto, pas une seule pièce gauloise. Cependant il existe un grand nombre de monnaies frappées par des chefs indigènes, même contemporains de Jules César ; sous Tibère l'élément gaulois était-il donc déjà réduit à ne se manifester par aucun signe extérieur capable de rappeler l'indépendance perdue.

Dans son savant traité du *Système défensif des Romains dans le pays éduen,* M. Bulliot, signalant plusieurs interruptions dans les suites des médailles retrouvées au fond des sources de Saint-Honoré, démontre que ces lacunes correspondent exactement aux perturbations survenues en Gaule du premier au cinquième siècle.

Dimoin, bénédictin de Fleury-sur-Loire, né à Villefranche vers 950, et mort en 1008, parle de Saint-Honoré, dans son ouvrage *de Antiquitatibus ecclesiasticis,* imprimé à Cologne en 1500. Selon le docteur Bacon, il dit que Saint-Honoré fut ruiné par Jules César, lors de la conquête des Gaules, que plus tard les Romains y construisirent des bains, et que le nombre des étrangers devint bientôt si considérable, que, par l'ordre de l'empereur, on éleva de superbes édifices, un hospice militaire, dix-neuf bassins et plusieurs voies romaines dont nous retrouvons encore les vestiges.

Des soldats vétérans de l'armée de César y furent, selon cet auteur, guéris d'une lèpre hideuse d'après les conseils de C. Antistius Reginus, commandant des légions romaines.

Léonard Berthaud, minime, mort à Autun en 1662, assure, dans son ouvrage *l'illustre Arbandal,* que les médecins les plus distingués de l'empire romain envoyèrent leurs malades à ces eaux qui reçurent l'empereur Constantin, pendant son séjour à Autun, et qui furent, dit-on, ruinées de fond en comble vers 732 par les Sarrasins.

Au commencement du XIIe siècle, les ruines

des thermes appartiennent au prieuré de Saint-Honoré, fondé par Hugues de Châtillon, seigneur de la Montagne, et donné aux bénédictins de la Charité-sur-Loire. A partir de cette époque, les moines transforment le parc en un vaste étang, dans lequel ils retiennent les eaux thermales, et font arriver deux ruisseaux que les Romains jadis avaient éloignés de leur établissement.

Cet étang fut complétement comblé à la suite d'un orage épouvantable, qui eut lieu le 24 juin 1773, et les sources thermales ne formèrent plus qu'un petit bassin, dans lequel venaient se baigner les habitants du voisinage.

En 1812, un médecin nommé Bacon-Tacon acheta les sources de Saint-Honoré. Attaché au service médical de la cour de Russie jusqu'en 1796, il avait ensuite parcouru l'Allemagne, et prétendait avoir trouvé dans les bibliothèques d'outre-Rhin des documents précieux concernant l'antique établissement de Saint-Honoré.

Il fit faire par Vauquelin une analyse que nous possédons, et qui suivit de près celle du docteur Regnault; il a laissé un opuscule intitulé : *Observations sur la nature et les heureux effets des eaux thermales et minérales de Saint-Honoré*, où il cite les affections contre lesquelles il les employait avec succès.

Après Bacon qui se ruina dans cette entreprise, nous voyons les eaux de Saint-Honoré passer des mains d'un certain M. Dandrillon dans celles d'une société de grands propriétaires de la Nièvre, qui laissa quelques traces de son passage, mais qui croula après la révolution de 1830.

En 1837, les sources de Saint-Honoré devenaient la propriété de M. le marquis Théodore d'Espeuilles, qui, en fondant quelques années plus tard l'établissement actuel, devait transformer le pays en y appelant une ère nouvelle de prospérité et de richesse.

Les fouilles, reprises en 1838, mirent à découvert l'ensemble des thermes antiques : tout le bassin inférieur de recette des sources dites de la Marquise, sept puits communiquant entre eux par un canal revêtu de marbre, une piscine, un dallage de calcaire compacte ou pierre lithographique ; on reconnut à ses piles de briques rondes, à ses conduits de chaleur verticalement disposés, l'*hypocauste*, foyer souterrain destiné à chauffer l'ensemble de l'édifice ; un *impluvium* régnant à l'entour du réservoir isolait les eaux froides provenant soit des pluies, soit des suintements du rocher.

Dans un seul de ces puits on recueillit plus de six cents médailles romaines, que l'on peut voir aujourd'hui au château si hospitalier de la Montagne.

Enfin, en 1851, M. le marquis d'Espeuilles faisait commencer l'établissement actuel, qui, comme je l'ai dit, devait transformer nos contrées. A ce propos, je suis heureux de citer textuellement mon regretté et savant ami Charleuf. Plus que personne il connaissait le Morvan, et voici en quels termes il appréciait les services rendus à son pays par le fondateur de notre station thermale :

« Cependant, grâce aux progrès du siècle, notre contrée était devenue plus accessible ; d'excellentes routes mettaient Saint-Honoré en communication journalière avec Autun, Château-Chinon, Clamecy, Nevers. On nous promettait des chemins de fer ; les baigneurs arrivaient de plus en plus nombreux à ces sources qui, de l'avis des médecins, peuvent remplacer les Eaux-Bonnes, épargner à un grand nombre de malades les fatigues et les frais d'un long voyage, et leur offrir, en outre, un climat préservé des brusques variations atmosphériques.

« Des artistes, gent aventureuse, avaient découvert au centre de la France des eaux vives, de frais ombrages, des sites admirables ; une petite Suisse, moins les glaciers, les neiges éternelles et les légions de touristes : c'était le Morvan, et l'on voulut bien convenir qu'il avait du bon »

« Dans ces conditions nouvelles, il fut décidé qu'on fonderait à Saint-Honoré une station thermale de premier ordre, aucune dépense utile n'y serait épargnée. Un savant chimiste ferait aux sources mêmes une nouvelle analyse des eaux : un ingénieur en chef des mines, auteur des grands travaux exécutés aux Pyrénées et à

Vichy, donnerait les plans et pousserait le captage bien au delà des travaux romains, jusqu'au cœur du rocher. L'analyse de M. Ossian Henry est de 1851 ; dès que la composition des eaux fut bien connue, les travaux de déblai commencèrent ; ils durèrent près de deux années.

« Ceci, disons-nous, se passait en 1851 , au lendemain de nos discordes civiles. En créant ce bel établissement, où les pauvres ne sont point oubliés, en ouvrant ces ateliers qui contribuèrent puissamment à ramener à l'ordre, par le travail, des populations encore frémissantes, M. le marquis Théodore d'Espeuilles trouva un noble emploi de sa grande fortune et mérita bien du pays. Le temps, croyons-nous, se chargera de prouver aussi qu'au point de vue de ses intérêts il fit une excellente opération. Le captage des sources et la masse des constructions furent exécutés en 1854 ; dès l'année suivante, on put recevoir les baigneurs. »

En 1856, le Dr Racle était nommé médecin inspecteur de Saint-Honoré, et remplacé l'année suivante par mon ami regretté le Dr Allard, qui, pendant ses trois années d'inspectorat, déploya autant de zèle que de dévouement pour notre station thermale.

En 1860, les travaux que j'avais déjà faits sur les eaux thermales sulfureuses de la Corse me valaient l'honneur d'être nommé médecin inspecteur de Saint-Honoré.

De l'établissement thermal.

L'établissement de Saint-Honoré est situé à 212 mètres au-dessus du niveau de la mer, sur l'emplacement qu'occupaient les anciens thermes romains.

Pittoresquement adossé contre le rocher dont il n'est séparé que par une petite allée, sa façade regarde l'ouest et le parc qui se termine au sud par *l'hôtel des Bains* et au nord par *l'hôtel du Morvan.*

Cette façade présente 56 mètres de longueur : la largeur ou profondeur de l'établissement est de 20 mètres. Un grand portique vitré situé entre les deux galeries latérales donne accès dans une salle centrale de 10 mètres de largeur sur 11 de profondeur. C'est dans cette pièce, qui sert de salle d'attente et de conversation aux promeneurs, que s'ouvrent les deux galeries latérales.

En face apparaissent les salles d'inhalation et de pulvérisation, séparées de la salle d'attente par un vitrage qui occupe toute la cloison. On y monte par un escalier de huit marches, au pied duquel coulent les buvettes.

A droite et à gauche se trouvent les galeries de bains et de douches : chacune a 11 mètres de profondeur sur 20 de largeur.

L'aile droite ou du sud est surtout consacrée

au service des douches sans bains. Plusieurs cabinets sont affectés à ce genre de traitement et munis de tous les appareils usités en hydrothérapie thermale : douches chaudes, froides, écossaises, etc. Des lunettes en bois placées dans l'intérieur de la cloison qui sépare deux cabinets sont destinées à l'administration des douches partielles. L'aile droite contient encore un cabinet avec bains de siége, un cabinet pour douches de gorge, un cabinet pour douches ascendantes, une petite piscine et six grandes baignoires.

L'aile gauche ou du nord contient seize cabinets avec baignoires alimentées par la source de la Crevasse et dont plusieurs sont munis en même temps d'appareils à douches. Au fond de chaque baignoire existe une ouverture à vis à laquelle un tuyau de caoutchouc peut être adapté à volonté pour l'administration des douches locales.

Piscine.

A mon arrivée à Saint-Honoré en 1860, il n'existait qu'une piscine très-restreinte et qu'on pouvait appeler avec plus de vérité un bain de famille.

Le bâtiment dans lequel se trouve la piscine actuelle est un rectangle mesurant 9 mètres de largeur sur 15 mètres de longueur. Sa hauteur est de 7 mètres. Il est recouvert par une voûte percée de trois larges ouvertures circulaires et vitrées, par lesquelles vient la lumière et se fait l'aération, les châssis qui les recouvrent pouvant à volonté être ouverts ou fermés.

La piscine, située au milieu, a 5 m. 63 de largeur et 10 mètres de longueur.

La profondeur de l'eau est de 1 m. 16.

Autour du bassin règne un trottoir garni de banquettes, et dans les angles de l'appartement sont ménagés des réduits dans lesquels les malades peuvent se vêtir.

On descend dans la piscine par un large escalier en pierre qui occupe le côté nord du rectangle. Le fond et les côtés sont recouverts d'une poterie vernissée, de coloration différente, fabriquée à Saint-Honoré, et qui permet de juger de la transparence et de la limpidité de l'eau en même temps qu'elle rend le nettoyage plus facile.

Plusieurs de ces plaques de poteries portent des ouvertures correspondantes à autant de petites sources qui viennent déverser leur eau et leur gaz au centre même de la masse liquide.

Les sources de Saint-Honoré étant très-considérables (elles fournissent 960 mètres cubes d'eau par vingt-quatre heures), nous avons pu en utiliser une énorme quantité, qui se perdait sans avoir rendu aucun service.

La température de l'eau, au point d'émergence, est de 31 degrés centigrades.

Arrivant par le côté sud, l'eau sulfureuse est déversée par un large conduit dans le fond du bassin, d'où elle sort par un déversoir placé à l'extrémité opposée. Elle se renouvelle donc ainsi continuellement, venant directement de la source et sans avoir été autrement utilisée.

On peut évaluer à 300 mètres cubes le liquide sulfureux qui en vingt-quatre heures traverse notre bassin de natation.

Nous n'avons qu'à nous louer des résultats obtenus par ce nouveau mode de balnéation dont nous éloignons les malades atteints d'affections de la peau, afin de faire disparaître tout dégoût et toute inquiétude.

Rhumatismes musculaires ou articulaires chroniques, névralgies partielles ou généralisées, chloro-anémie, tumeurs de nature scrofuleuse, telles sont en général les maladies contre lesquelles nous prescrivons journellement la piscine de Saint-Honoré.

Dans ces différentes affections, j'ai obtenu d'excellents résultats, et par le bain, et par les exercices gymnastiques qui sont possibles pendant sa durée.

C'est surtout chez les enfants que nous obtenons de véritables succès, chez ces enfants lymphatiques, à tissus mous et relâchés, comme on en voit trop souvent dans les grands centres et chez lesquels le lymphatisme exagéré permet de prévoir, pour la jeunesse ou l'âge mûr, des maladies que l'on peut prévenir en reconstituant les sujets.

Dans la piscine de Saint-Honoré, ces enfants se livrent à des exercices salutaires qui développent leurs muscles, dilatent leur poitrine, activent la circulation et permettent à la sortie du bain une réaction bienfaisante.

Je ne saurais assez le répéter, c'est à cette époque de la vie que l'on doit surtout demander aux eaux minérales une prophylaxie active, et les bains de piscine devront toujours être préférés, à moins de contre-indications formelles.

Le bain de piscine possède-t-il, comme le prétendent les auteurs, l'immense avantage de pouvoir être prolongé bien plus longtemps que le bain ordinaire?

Je lis dans le *Dictionnaire des eaux minérales* : « Parmi les conditions qui, au point de « vue thérapeutique, semblent appartenir spé- « cialement aux piscines, il faut signaler, comme « les plus certaines et les plus importantes, la « *prolongation du bain* et la facilité de l'exercice « dans le bain. La durée du bain, nécessaire- « ment limitée à un temps assez court, et par « l'ennui et par des inconvénients plus sérieux, « peut être prolongée, suivant le besoin, dans la « piscine. »

Qu'il me soit permis de ne pas partager l'avis des savants auteurs du dictionnaire, alors qu'il est question de piscines alimentées par des eaux sulfureuses.

Je crois au contraire que, dans ce cas, le bain ne peut pas être prolongé aussi longtemps qu'on semble généralement le croire.

En effet, malgré une aération aussi parfaite que possible, mais qui cependant ne peut pas aller jusqu'au refroidissement de l'atmosphère ambiante, le malade n'en est pas moins plongé au milieu d'un air plus ou moins chargé d'hydrogène sulfuré.

Or, en parlant des inhalations, j'étudierai l'action de ce gaz sur l'économie et j'expliquerai comment, à la suite d'un séjour prolongé dans une atmosphère chargée d'acide hydrosulfurique, l'homme sain ou malade arrive fatalement à une période d'excitation qui peut ne pas être sans dangers. La céphalalgie, des étourdissements et quelquefois des vertiges peuvent en être la conséquence.

J'ai vu un malade, après un bain prolongé de piscine, être pris d'une céphalalgie contre laquelle les révulsifs sur les extrémités inférieures restèrent impuissants et qui persista pendant plusieurs jours.

Il est ordinaire de voir à Saint-Honoré des malades réclamer eux-mêmes une douche de pieds après être restés dans la piscine plus longtemps que je ne le leur avais conseillé.

Ce qui limite encore en faveur de l'opinion

que j'émets, c'est que les malades peuvent, par l'habitude, prolonger leur bain de piscine sans en être incommodés. C'est encore là une observation que j'ai faite à propos des inhalations.

Je prescris en moyenne, au début, un bain de piscine de quinze à vingt minutes pour les adultes; bien peu y restent plus d'une heure.

Mais, me dira-t-on, les malades passent bien au début, et sans en être indisposés, une heure et plus dans les baignoires de Saint-Honoré, pourquoi n'en serait-il pas ainsi dans la piscine ?

Je répondrai : En général, l'eau ne se renouvelle pas dans les baignoires; il y a donc alors un dégagement moindre d'hydrogène sulfuré.

De plus, les besoins du service exigent souvent l'ouverture de la porte des cabinets, et comme presque toujours la fenêtre est plus ou moins ouverte, il s'établit rapidement un courant d'air qui débarrasse l'appartement du gaz qui s'y trouve contenu.

Dans la piscine, au contraire, l'eau est courante, les exercices plus ou moins violents auxquels se livrent les malades, battent l'eau, la divisent, d'où un dégagement considérable de gaz et une absorption plus facile par la muqueuse pulmonaire. On le voit donc, il est impossible de porter des conclusions identiques sur la durée de tous les bains en piscine, et l'on est obligé de la varier suivant la force de résistance du malade et surtout suivant la nature de l'eau minérale.

Salle de pulvérisation.

Pour compléter la description de l'établissement de Saint-Honoré, tout en réservant, comme je l'ai dit, l'étude de nos salles d'inhalations, j'ajouterai que nous avons depuis plusieurs années déjà une salle de pulvérisation.

Le monde médical connaît les appareils ingénieux de notre confrère Sales-Girons ; je n'aurai donc point à les décrire ici. Qu'il me suffise de dire que j'ai déjà rendu, à l'aide de cette nouvelle installation, de sérieux services à nos malades dans certaines affections chroniques de la gorge ; les affections du larynx, des bronches et du poumon étant, dans la grande majorité des cas, traitées à Saint-Honoré par les inhalations sulfureuses.

Au nord de l'établissement et à quelques mètres de distance, est un second bâtiment dans lequel sont installés au rez-de-chaussée le *vaporarium* et les *douches de vapeur.*

Les appareils sont alimentés par deux générateurs puissants, qui mettent en mouvement la machine destinée à monter l'eau des douches dans d'immenses réservoirs placés à l'étage supérieur.

La vapeur, après avoir été utilisée comme

force motrice et avant d'aller à l'aide de serpen-
tins élever la température de l'eau dans les réservoirs dont j'ai parlé, vient réchauffer une
vaste salle dans laquelle se trouvent des lits de
repos destinés aux malades qui, en sortant du
vaporarium ou des douches, ne veulent pas se
faire immédiatement transporter à l'hôtel.

Conforts. — Outre les hôtels qui se trouvent
aux abords de l'établissement et qui sont parfaitement tenus, il existe au bourg et sur la route
qui va du village à l'établissement, des maisons
meublées très-recommandables.

Saint-Honoré possède un bureau de poste, une
station télégraphique et quelques maisons de
commerce pour les objets de première nécessité.

Source de Saint-Honoré.

D'après les auteurs, il existe à Saint-Honoré
cinq sources, donnant de 930 à 960 mètres cubes
d'eau par vingt-quatre heures :
La source de la *Crevasse*,
La source de l'*Acacia*,
La source des *Romains*,
La source de la *Marquise*,
La source de la *Grotte*.
La source de la *Grotte* n'était, à mon arrivée,
qu'un simple filet d'eau sulfureuse qui n'avait

point été captée et qui du reste n'avait jamais été utilisée.

Après en avoir obtenu l'autorisation de M. le marquis d'Espeuilles, des fouilles que je fis pratiquer en 1867 me conduisirent à l'extrémité d'une galerie située sous la route qui borde la face *est* de l'établissement, jusqu'à un petit bassin entouré de pierres sèches et de mousses parfaitement conservées. Nous y trouvâmes quelques débris de poterie romaine et une figurine en bois grossièrement sculptée et qui paraissait avoir surmonté la hampe d'un guidon.

Cette eau sulfureuse et *légèrement ferrugineuse* est aujourd'hui prise en boisson dans certains cas et alimente des douches de gorge installées dans le premier cabinet du côté sud de l'établissement.

La source de la *Crevasse* et celle de l'*Acacia*, placées l'une près de l'autre, paraissent avoir une origine commune et une composition identique. Leur température est la même. Elles contiennent une quantité considérable d'hydrogène sulfuré.

L'eau de la source des *Romains* et de la *Marquise* est fournie par cinq puits situés sous l'établissement lui-même et placés quatre sur la même ligne à cinq mètres environ de distance l'un de l'autre. Le cinquième, celui de la *Marquise*, est creusé à quelques mètres en avant.

Tous ces puits communiquent ensemble, au

point que lors des travaux de construction de l'établissement actuel on put les vider tous en plaçant une pompe dans l'un d'eux.

L'eau de ces différents puits a la même température, l'analyse qualitative paraît absolument la même au point de vue des principes sulfureux et l'on y trouve une légère odeur d'acide sulfhydrique.

Les puits romains, qui existent encore aujourd'hui tels qu'ils ont été découverts, expliquent assez le nom donné à cette source, et si l'un d'eux a été nommé puits de la *Marquise*, c'est parce que, avant la création de l'établissement, il était destiné au service de madame la marquise d'Espeuilles.

Nos deux sources principales sont donc :

La *Crevasse*, placée à huit mètres environ de l'établissement, à la température de 26° centigrades et, je le répète, fortement chargée d'hydrogène sulfuré ;

La source des *Romains* ou de la *Marquise*, donnant une faible odeur de gaz hydrosulfurique et ayant une température de 31° centigrades.

Ce sont ces sources réunies qui donnent l'énorme quantité d'eau que l'on a comparée avec raison à une rivière sulfureuse.

Propriétés physiques & chimiques.

L'eau des sources de Saint-Honoré, de nature alcaline et sulfureuse, est, au sortir du rocher, d'une transparence parfaite avec un léger reflet bleuâtre ; elle est onctueuse, douce au toucher et sa saveur est alcalescente et hépatique. Cette dernière propriété est bien plus prononcée pour l'eau de la *Crevasse* que pour celle des *Romains*.

Quand on arrive à l'établissement, on sent une assez forte odeur d'hydrogène sulfuré qui est d'autant plus sensible que la pression barométrique est moindre.

L'acide hydrosulfurique se dégage avec une telle promptitude qu'il faut porter rapidement le verre à la bouche pour constater sa présence.

Thermalité. — La température des eaux thermales est en général très-mal comprise par les gens du monde. Que de fois, en effet, n'ai-je point entendu dire avec un certain air de dédain :

Les eaux de Saint-Honoré n'ont que 31° centigrades, tandis que telle eau sulfureuse en a 43 et telle autre 50. Il ne faut point ignorer qu'il est très-avantageux pour les malades que la température des eaux minérales se rapproche le plus possible de celle des bains ordinaires.

Voyez en effet ce qui se passe dans les établissements où les eaux sulfureuses sont très-chaudes.

Il est nécessaire de les recueillir dans d'immenses réservoirs pour les laisser refroidir, et comme il est impossible de les préserver du contact de de l'air, une énorme déperdition de principes minéralisateurs est la conséquence de ce refroidissement.

Si le contraire a lieu, si les eaux sont naturellement froides, la même déperdition est le résultat des moyens mis en usage pour les porter à la température nécessaire à leur emploi.

Ces fâcheux inconvénients n'existent point à Saint-Honoré. Nous pouvons donner des bains dans la piscine, même dans les baignoires, en nous servant de l'eau à sa sortie de la source. Dans les cas où il est nécessaire d'élever la température de quelques degrés, il est facile de comprendre que nous pouvons y arriver rapidement par l'addition d'une très-petite quantité de notre eau chauffée à 80 ou 100° et que nous obtenons ce résultat sans perte sensible des principes actifs.

La température des eaux thermales varie souvent à la suite de certains phénomènes météorologiques. Je ne connais pas d'observations qui relatent de pareils faits pour Saint-Honoré, et j'ai pu constater l'uniformité de la température des eaux pendant le violent orage qui, en 1861, porta la désolation dans toute la Nièvre.

Analyses chimiques.

Quand on examine l'eau dans les puits d'émergence, on voit des bulles de gaz se dégager par intermittences; tantôt excessivement petites, elles s'élèvent en chapelets, tantôt elles se réunissent en une seule plus volumineuse, qui vient crever à la surface avec un certain bruit.

Après quelques minutes passées dans un bain, on peut remarquer aussi que tout le corps se trouve littéralement couvert de ces petites bulles, qui paraissent se fixer avec prédilection sur toutes les parties recouvertes de poils.

Si l'on recueille une certaine quantité de ces gaz, on leur trouve une légère odeur sulfureuse, et voici leur composition, d'après M. Ossian Henry :

Acide sulfhydrique......... fort peu sensible.
Acide carbonique. ⎫
Azote........... ⎬ env. les 4/5 du volume d'eau.
⎭
Oxygène.................. très-peu.

Quand on plonge dans l'eau une pièce d'argent bien décapée, elle ne tarde pas à se brunir très-fortement, ce qui indique la présenc du soufre, surtout à l'état de sulfure.

Analyse des eaux de Saint-Honoré.

Regnault d'abord, Vauquelin en 1813, Boulanger en 1838, analysèrent les eaux de Saint-Honoré.

En 1851, M. le marquis Th. d'Espeuilles, avant de créer l'établissement actuel, désira qu'une nouvelle analyse des eaux fût exécutée aux sources mêmes, et il confia le soin de ce travail à M. Ossian Henry, membre de l'Académie et chef de ses travaux chimiques.

Voici quel en fut le résultat :

Eau Saint-Honoré, 1000 grammes (1 litre).

	cc
Acide sulfhydrique...............	0,70
— carbonique libre............	1/9 du vol.
Azote. .... }	
Trace d'oxygène............... }	indét.
Bicarbonate de chaux............ }	gr.
— de magnésie......... }	0,098
— de soude et de potasse.	0,040
Silicate de potasse............... }	
— de soude............... }	0,034
— d'alumine...............	0,023
A reporter.......	0,195

Report.....	0,195
Sulfure alcalin.................	0,003
Sulfates anhydres de soude......	0,132
— de chaux..............	0,032
Chlorure de sodium............	0,300
— de potassium, évalué...	0,005
Bromure...................	traces
Iodure alcalin..................	
Lithine......................	traces
Oxyde de fer et matière organique.	0,007
Magnésie...................	indices
Matière organique	
— glairine rudimentaire....	indét.
	0,674

Comme on le voit, le savant chimiste indique 0^g,70 d'hydrogène sulfuré.

Suivant le Dr Allard, M. O. Henry n'aurait pu analyser que la source de la *Marquise*, la moins riche en hydrogène sulfuré, ses études ayant précédé les travaux de captage exécutés par M. Jules François, après lesquels l'eau de la *Crevasse* donna au sulfhydromètre 3°,6 dans les expériences que firent MM. Mélier, François et Allard, en novembre 1857.

M. O. Henry, dans son analyse, n'avait constaté que 1°,8 pour 1000 grammes d'eau de Saint-Honoré.

Un fait reste acquis, c'est que la *Crevasse*-dégage beaucoup plus d'hydrogène sulfuré que la source des *Romains*.

Cette inégalité de puissance entre les deux sources est un bienfait pour notre station thermale. Bon nombre de malades chez lesquels la première produit une excitation trop vive peuvent facilement être amenés à s'en servir après quelques jours de traitement par la seconde.

Conferves des sources. — Quand on visite les puits de Saint-Honoré ou tout simplement la conduite qui entraîne les eaux au dehors, on remarque de nombreux filaments blancs, ressemblant assez à de la charpie très-fine, et suivant les ondulations du liquide au milieu duquel ils sont en suspension.

C'est cette conferve, signalée pour la première fois par M. Fontan et découverte dans les eaux des Pyrénées, qu'il a nommée *sulfuraire*.

On rencontre encore dans les conduits une autre substance, qui est gélatiniforme, difficile à recueillir, parce que, à l'approche de la main, elle se divise en nombreux flocons, et qui, d'après M. Henry, est tout à fait analogue à celle qu'on a nommée *glairine* dans les eaux sulfureuses alcalines thermales.

Cette *glairine* ou *barégine* est regardée par M. Lambron comme le détritus de la *sulfuraire*.

D'autres conferves naissent surtout dans les conduits extérieurs, à l'air libre ; elles sont vertes et appartiennent, d'après M. Henry, aux genres Nostocks, Tremelles, Zygnema, etc. On les emploie comme cataplasmes résolutifs, et, à ce titre, elles jouissent d'une grande réputation dans le pays. C'est très-certainement à une notable quantité d'iode qu'elles contiennent qu'il faut attribuer cette propriété.

Au nord-ouest de l'établissement, dans un bassin où passent les eaux réunies de Saint-Honoré, on peut voir une quantité considérable de ces conferves vertes qui se multiplient avec une très-grande rapidité.

Au milieu d'elles nagent des poissons venus des étangs inférieurs, et qui présentent bientôt cette curieuse particularité, qu'ils semblent tous atteints d'exophthalmie ou sortie de l'œil hors de la cavité orbitaire.

D'après ce que nous venons de dire, on remarquera une certaine analogie entre les eaux de Saint-Honoré et celles des Pyrénées, analogie que le tableau suivant rendra plus palpable encore.

Saint‑Honoré. — Eaux‑Bonnes.

TABLEAU COMPARATIF DES DEUX SOURCES

D'après les analyses suivantes faites toutes les deux par M. Ossian Henry.

EAU : 1 LITRE.	St-Honoré.	Eaux-Bonnes
Acide sulfhydrique libre	0,070	0,0055
— carbonique libre	1/9 vol.	0,0064
Azote...................	Indét.	
Oxygène...................	Indét.	
Bicarbonate de chaux		
— de magnésie......	0,098	
— de soude et de potasse	0,040	
Carbonate terreux...........	0,069	
Silicates : Potasse...........		
— Soude.	0,034	
— Alumine...........	0,023	0,0048
Sulfates anhydres de soude	0,032	
— de chaux	0,032	0,1180
— de magnésie..		0,0125
— de sulfure alcalin......	0,003	
Chlorure de sodium	0,300	0,3423
— de potassium	0,005	traces.
Iodure alcalin...............	traces.	
Oxyde de fer, matière organique.	0,007	
Oxyde de fer et acide silicique..		0,0160
Matière organique, glairine rudimentaire	Indét.	
Matière organique sulfurée	Id.	0,1065
	0,643	0,6004

Quoique **M.** Durand-Fardel ait placé les eaux de Saint-Honoré au nombre des *sulfurées sodiques*, il dit cependant dans son *Traité des eaux minérales* : «Nous devons faire remarquer qu'elles paraissent se rapprocher des eaux calciques par la présence d'une proportion notable d'acide carbonique, la prédominance du chlorure de sodium, leur situation géographique; et devant la non-détermination de leur sulfure, nous les rangerions volontiers sous la même dénomination que les Eaux-Bonnes : *Eaux sulfurées incertaines.* »

Effets physiologiques.

L'action physiologique et par contre l'action thérapeutique des eaux sulfureuses doit être considérée sous un double point de vue, suivant la cause elle-même de la sulfuration.

En effet, cette sulfuration peut être due à des principes fixes plus ou moins facilement altérables à l'air libre, ou bien à la présence de l'acide hydrosulfurique qu'elles contiennent en suspension.

Dans le premier cas, les eaux ont une faible odeur d'hydrogène sulfuré qui se dégage au contact de l'air, par la décomposition des sulfures; l'absorption par l'économie est plus lente, mais l'effet est bien plus durable.

C'est là ce qui se passe dans la presque généralité des sources des Pyrénées et dans celle de Saint-Honoré en particulier.

Dans le second cas, il existe une odeur considérable d'hydrogène sulfuré qui se répand dans l'air aussitôt que l'eau paraît à son point d'émergence. L'intensité de cette odeur n'est point en rapport avec la richesse de cette eau en soufre, mais bien avec la rapidité de sa décomposition.

Avec ces sources, les résultats sont très-prompts, très-actifs, mais, il faut le dire, souvent de courte durée.

Ne recherchez donc pas toujours les eaux qui répandent dans l'atmosphère une plus grande quantité d'odeur sulfureuse, car cette déperdition de gaz a lieu presque toujours aux dépens de leur activité thérapeutique.

Tout en tenant compte du nouveau milieu dans lequel se trouvent les malades qui viennent à Saint-Honoré, et des changements apportés dans l'économie par les distractions, l'absence de préoccupations sérieuses, etc., il est un certain nombre d'effets qu'on ne peut attribuer qu'au traitement lui-même.

Il faut pourtant encore faire ici ses réserves et dire que, suivant que cette eau est maniée de telle ou telle façon, donnée à haute ou à petite dose, en boisson ou en bain, en douches de température et de durée variables, ces effets peuvent aussi varier considérablement.

Circulation. — C'est, de toutes les fonctions, la première et la plus sensiblement modifiée.

En général, il survient une légère excitation, la peau devient plus chaude, le pouls plus fréquent et plus fort; les évacuations naturelles ou morbides de ce grand appareil, telles que les menstrues, les hémorrhoïdes, augmentent de fréquence et de quantité; de là les avantages que l'on peut tirer de l'action de ces eaux chez les personnes qui ont vu leur santé se troubler par la suppression d'une hémorrhagie habituelle.

De cette action excitante du système sanguin découle aussi la nécessité d'une prudence extrême de la part du médecin dans certaines maladies, chez certains individus sujets aux hémorrhagies ou aux congestions viscérales.

Nous verrons dans le courant de ce travail que l'excitation produite par nos eaux peut être facilement diminuée, et que, dans bien des cas, il suffit pour cela d'avoir recours aux bains plus hyposthénisants de la source des *Romains.*

Je viens de dire que les effets les plus constants de la médication étaient d'activer les menstrues; en général, l'époque est avancée de plusieurs jours et l'écoulement plus abondant.

Il est facile de comprendre les heureux effets de cette excitation, lorsque les affections que nous avons à traiter ont coïncidé avec des suppressions brusques, et chaque année nous voyons des malades revenir à la santé avec le retour de cette fonction supprimée plus ou moins complétement.

Il arrive quelquefois que le contraire a lieu et que certaines femmes abondamment réglées pendant plusieurs jours voient diminuer leurs menstrues et de quantité et de durée. Ce phénomène s'observe souvent chez les femmes atteintes de chlorose ou d'anémie.

Pourquoi cette inconséquence dans les résultats de la médication? La réponse est facile : dès que le sang est appauvri, il arrive fréquemment que les règles sont excessivement abondantes, ce qui est d'autant plus fâcheux que la malade se trouve alors placée dans un cercle vicieux d'où il lui est difficile de sortir. En effet, l'appauvrissement du sang amène des règles abondantes, les règles abondantes... diminuent d'autant la richesse du sang.

Si, par une médication bien dirigée, vous rendez au sang sa richesse première, vous voyez bientôt l'écoulement menstruel reprendre ses qualités normales.

Faut-il continuer la médication thermale pendant cette époque critique?

C'est une question qui nous est bien souvent adressée et à laquelle nous répondons toujours par la négative.

Nous ne contestons pas qu'il soit possible à certaines femmes d'enfreindre sans dangers le conseil que nous donnons, mais il suffit de réfléchir un instant à l'importance de cette fonction, à la facilité avec laquelle elle peut être troublée, aux affections graves qui sont presque toujours la conséquence de ce trouble, pour ne point s'exposer à un danger qui est la règle alors que l'immunité n'est que l'exception.

Il n'en est pas de même pour les malades dont tout le traitement consiste à séjourner dans nos salles d'inhalation. En général, rien ne les empêche de continuer pendant les jours critiques, à moins cependant que les douches révulsives sur les pieds ne soient d'une nécessité absolue.

Respiration. — Les liens étroits qui unissent cette fonction avec la précédente, laissent assez pressentir les modifications qui doivent survenir à la suite de l'administration de nos eaux, mais je renvoie cette étude à la seconde partie de ce travail.

Innervation. — L'excitation ou la sédation du système nerveux peuvent être la conséquence de l'usage des eaux de Saint-Honoré suivant la manière dont elles sont employées. Disons cependant qu'au début, on obtient en général une sédation manifeste, un calme bien sensible qui est cependant troublé bientôt, mais pendant quelques jours seulement, par cette excitation passagère que l'on est convenu de nommer la *fièvre thermale.*

Il n'en est pas moins vrai que la sédation du système nerveux est manifeste, et dans ses dernières études sur le bromure de potassium, **M. le Dr Gubler**, en parlant de l'action sédative des eaux de Saint-Honoré, attribue cette propriété à la présence de ce sel.

Nous avions déjà remarqué chez les femmes les bons effets du traitement dans certaines affections nerveuses hystériformes, et nous sommes heureux de voir, dans le travail de M. Gubler, l'explication d'un fait bien constaté, mais que nous ne savions attribuer à aucun des éléments minéralisateurs de nos eaux.

Digestion. — Un des premiers effets de l'eau de Saint-Honoré est d'activer considérablement la digestion et d'augmenter l'appétit. Les malades, en général, sont heureux de ce changement qu'ils considèrent avec raison comme d'un excellent augure.

L'ingestion de l'eau donne souvent lieu à des renvois sulfureux plus ou moins sensibles, suivant que l'on boit à la *Crevasse* ou bien à la source des *Romains*.

Il n'est pas rare de voir survenir au début un peu de constipation, qu'il faut quelquefois vaincre à l'aide de douches ascendantes ou par une légère purgation qu'on peut obtenir en augmentant la quantité d'eau ingérée.

Les eaux de la *Crevasse* donnent quelquefois lieu à des pesanteurs d'estomac que provoque plus rarement la source des *Romains*, plus chaude et moins chargée d'hydrogène sulfuré; tout en étant apéritive, elle est moins excitante et est employée avec succès contre certaines dyspepsies et gastralgies.

Sécrétions. — Comme résultat de la légère excitation produite par les eaux de Saint-Honoré, on voit augmenter toutes les sécrétions. Celle de l'urine surtout est sensiblement modifiée, et outre la quantité plus considérable de ce liquide, il n'est pas rare de voir survenir la sortie de nombreux graviers.

La sécrétion bronchique participe souvent au début à cette excitation générale, aussi voit-on presque toujours l'expectoration rendue plus facile et plus abondante.

Après quelques jours de traitement, la transpiration se fait mieux, ce qui annonce une circulation périphérique plus facile, la peau devient onctueuse à mesure qu'elle fonctionne davantage.

L'excitation produite sur la peau est loin d'être toujours la même. Presque nulle chez quelques malade, elle est chez d'autres représentée par de légères démangeaisons, de la sensibilité coïncidant souvent avec des sueurs abondantes. Chez d'autres enfin, paraît une éruption plus ou moins confluente qui caractérise la *poussée*.

Ce phénomène si recherché par les malades mérite que nous nous arrêtions un moment à l'étudier.

De la poussée.

On abuse étrangement du mot *poussée*, et l'on rencontre souvent des malades qui quittent nos eaux avec le regret de ne l'avoir pas vue paraître pendant le cours de leur traitement. C'est là un préjugé, une erreur, basés sur d'anciennes traditions dont nous tâcherons de démontrer l'inanité.

On appelle *poussée* une éruption accidentelle qui survient à la peau pendant le cours d'un traitement thermal, qui présente différentes formes suivant les sujets et qui disparaît par la continuation du traitement lui-même.

Ainsi, outre les accidents généraux qui, d'après les auteurs, préluderaient à la *poussée*, comme la lassitude, les courbatures, la fièvre, il y aurait presque autant d'éruptions différentes que de sujets en traitement.

Si ces éruptions étaient la conséquence immédiate de certains principes minéralisateurs contenus dans une eau thermale, ne verrait-on pas la plus grande partie des malades en être atteints, ou du moins les mêmes principes ne donneraient-ils pas naissance à des éruptions identiques?

Or, il n'en est rien. Dans les stations les plus renommées pour ce phénomène, grand nombre de malades y échappent, et parmi les heureux, si bonheur il y a, se rencontre toute la série des éruptions diverses, depuis la simple rougeur à la peau jusqu'aux furoncles et aux pustules d'acné.

Si la *poussée* est due à la grande minéralisation de l'eau thermale, comment se fait-il que *Loêche*, *Baden*, qui lui doivent en grande partie leur réputation, soient des stations rangées par les chimistes au rang des *Eaux faibles ?* Comment surtout des malades ont-ils pu voir à Saint-Honoré leur corps se couvrir de l'éruption accidentelle dont nous parlons, après l'avoir demandée vainement à ces stations thermales?

Ce qui prouve encore que la *poussée* n'est pas le résultat direct de la minéralisation de certaines sources, c'est qu'on la voit survenir assez souvent à la suite des bains de mer. Mais, me dira-t-on, pourquoi la composition chimique de l'eau de mer ne pourrait-elle pas la produire aussi?

A cette objection, je répondrai qu'un simple traitement hydrothérapique, fût-il fait avec de l'eau distillée, peut donner une poussée pareille à celle que l'on observe dans les eaux minérales les plus en vogue. J'ai vu, à la suite de simples traitements froids, des malades dont le corps se couvrait de plaques rouges pareilles à celles de la scarlatine ; chez d'autres, des éruptions furonculeuses venaient enrayer le traitement.

Ces complications m'ont toujours paru plus

communes en hiver, alors que les tissus sont resserrés par la température ambiante, que la peau fonctionne moins, tout en étant soumise à une congestion considérable sous l'influence de la médication froide.

Comment expliquer la *poussée*, ce phénomène si recherché par les anciens, qui voyaient là une sortie par la peau des humeurs *peccantes?*

Quelques mots d'explication sont nécessaires.

La peau est continuellement le siége de plusieurs fonctions excrémentielles. Ainsi il y a :

L'excrétion de la sueur, qui n'est qu'accidentelle;

L'excrétion d'une humeur dite *sébacée*, qui sert à donner à la peau son élasticité bien connue;

Enfin, l'excrétion d'une transpiration insensible, que le microscope seul peut nous montrer, mais qui n'en a pas moins lieu continuellement. On nomme cette excrétion *perspiration de la peau.*

Toutes les excrétions comme toutes les sécrétions ont pour point de départ une congestion sanguine, c'est-à-dire un afflux de sang vers les organes où elles ont lieu.

Supposez un instant que cette congestion devienne plus considérable à la peau, soit à la suite de bains chauds souvent renouvelés et surtout de longue durée, soit par certains exercices hydrothérapiques; les voies par lesquelles se font les déperditions dont nous venons de parler n'étant pas accoutumées au surcroît de travail qui en est la conséquence, il en résultera sinon une véritable inflammation, du moins une irritation plus ou moins grande de l'enveloppe cutanée.

Si, dans ces conditions, le malade continue son traitement, les voies chargées des excrétions pourront bientôt y suffire, et lorsque l'équilibre sera rétabli, la *poussée* cessera par l'usage continu de la cause même qui lui aura donné naissance.

Voilà, selon nous, le secret de ce phénomène, qui se montrera surtout chez les individus à diathèse herpétique. Chez ces malades, en effet, la plus légère indisposition se traduit souvent par des éruptions à la peau, qui, pour la moindre cause, devient le siége d'un travail latent qu'un bain prolongé peut faire apparaître au dehors.

Est-ce à dire maintenant que cette prétendue *poussée* soit chose fâcheuse? Non, en général, si l'on n'a point affaire à des tempéraments trop nerveux, car elle agit comme un dérivatif d'autant plus puissant qu'il occupe une plus large surface. Ce que nous avons voulu prouver, c'est qu'elle n'est pas nécessaire à la guérison et qu'elle dépend beaucoup moins de la nature des eaux que de la constitution du sujet et du mode de médication auquel il est soumis.

Du choix de la saison et de la durée de la cure.

Les malades entendent habituellement par le mot *saison* le temps qu'ils passent dans une station thermale.

On dit faire une saison, ce qui signifie suivre un traitement d'une certaine durée.

Nous aurons à donner notre opinion sur cette manière d'envisager la cure thermale, nous voulons seulement parler ici de l'époque que l'on doit choisir pour venir à Saint-Honoré.

Quoiqu'il soit écrit partout que l'établissement est ouvert depuis le 15 mai jusqu'au 15 septembre, les malades n'arrivent guère que vers le milieu de juin et beaucoup s'y trouvent encore vers la fin de septembre, car le Morvan est renommé par la beauté et la douceur de ses automnes.

On comprend qu'il ne peut pas y avoir de règles fixes pour l'arrivée des malades, elle devra dépendre surtout de la température et des affections pour lesquelles on est envoyé aux eaux. Il faut donc faire trêve aux caprices, aux convenances personnelles, même les mieux justifiées, et s'en remettre absolument à l'expérience du médecin. On conseille en général le printemps aux malades atteints d'affections de peau, et, comme le dit très-bien M. Jaubert, « cette opinion qui s'appuie sur des notions vulgaires de physiologie, représentées dans le langage ordinaire par les expressions *renouvellement du sang, réveil de la séve,* n'est pas trop en désaccord avec la science, qui reconnaît en effet dans toutes nos fonctions une activité nouvelle. »

Bien des exceptions devront cependant avoir lieu, car nous savons aujourd'hui que de prétendues maladies de peau ne sont souvent que des manifestations extérieures de maladies générales diverses.

Pour les affections cutanées de nature rhumatismale, le rhumatisme lui-même, les névralgies, on conseillera de se rendre de bonne heure aux eaux, afin qu'après le traitement, la peau conserve pendant plusieurs mois, sous l'influence de la chaleur, l'excitation provoquée par le traitement minéral.

On choisira, pour la cure des affections de poitrine, les plus beaux jours de l'année, car rien n'est plus grave que les variations brusques de température qui peuvent, en occasionnant des bronchites en apparence légères, réveiller une affection sérieuse enrayée déjà par le traitement.

Pour certaines maladies de l'estomac, des reins, de la vessie, la saison d'automne sera très-convenable.

Disons donc que le mois de juin devrait être

moins négligé, il est souvent très-beau, et sans
parler des inconvénients que je viens de signaler
comme médication pendant les mois qui suivent,
il peut se faire que juillet, août, septembre, habituellement préférés par les malades, fassent
regretter de n'être pas venu plus tôt.

Durée du traitement. — Pour la plupart des
gens du monde, aller faire une saison thermale,
c'est faire le sacrifice de 20 à 21 jours. Passé ce
temps, il est très-difficile au médecin d'obtenir
des malades une prolongation quelconque et cela
se comprend. On a quitté ses affaires, sa famille
pour 21 jours et rien n'est plus ennuyeux que de
changer une détermination arrêtée avant le départ.

Ne suffit-il pas de réfléchir un instant à pareil
préjugé, pour être convaincu qu'il ne supporte
pas la discussion?

Je sais bien qu'une eau étant donnée, et celle
de Saint-Honoré ne fait point exception à la règle,
il arrive après un certain temps de son emploi
une espèce de saturation qui ne permet plus de la
continuer sans dangers ; de là est certainement
venue la cause première de ce temps invariable-
ment fixé autrefois.

Si l'on veut bien remarquer que cette saturation varie avec le mode d'administration de
l'eau, avec l'âge, le sexe, la constitution, la maladie du sujet, il sera facile de comprendre qu'il

est impossible de fixer à l'avance la durée d'un traitement.

Mais, dira-t-on, il est des exemples nombreux de guérisons en 21 jours ; nous les admettons ; s'ensuit-il pour cela qu'on puisse prévoir à l'avance de pareils résultats, et qu'il ne soit pas prudent de se tenir en défiance contre ces succès à terme invariable ?

Est-ce en quelques jours que la médication la plus active pourra combattre une affection chronique, refaire ou modifier une constitution, s'opposer aux ravages faits dans l'organisme par une diathèse souvent héréditaire ?

On ne peut l'espérer, et c'est au médecin seul qu'il appartient de prononcer sur une pareille question.

Hygiène des baigneurs.

Si l'homme en état de santé doit toujours observer strictement les règles de l'hygiène, à plus forte raison doit-il en suivre tous les préceptes lorsqu'il vient à une station thermale pour y retrouver une santé plus ou moins compromise.

Il n'est rien, en effet, qui aide plus au traitement que les moyens qu'elle enseigne, moyens lents dans leurs effets, mais qui par leur action continue n'en sont pas moins d'un grand secours contre les affections chroniques.

Habitations. — Les malades qui viennent à Saint-Honoré se logent soit dans les hôtels de l'établissement, soit au bourg qui n'est éloigné que de cinq à six cents mètres. Dans l'un comme dans l'autre cas, ils sont assurés d'avoir des logements salubres, bien tenus, et de trouver chez les hôteliers une grande aménité et le vif désir de leur être agréable.

Vêtements. — Malgré le climat de Saint-Honoré et sa température assez uniforme pendant la saison thermale, il ne faut pas oublier que nous sommes au pied des montagnes du Morvan, et qu'il suffit de quelques journées de pluie pour abaisser la température; il est donc prudent de se munir de quelques vêtements chauds.

Il faut savoir aussi que le traitement minéral, en surexcitant les fonctions de la peau, rend les malades plus impressionnables aux variations atmosphériques. Les rhumatisants surtout, les malades atteints d'affections des voies aériennes, de scrofules, devront toujours être vêtus très-chaudement vers la fin de la journée, car un refroidissement pourrait, non-seulement contrarier la médication, mais encore en compromettre tous les effets.

Exercice. — C'est un des adjuvants les plus précieux du traitement thermal, mais il faut savoir le prendre dans de sages mesures. Les promenades, et on les trouve si belles dans les environs de Saint-Honoré, en activant la circulation augmentent les sécrétions, elles réveillent l'appétit, régularisent les digestions. Par l'air pur qu'ils absorbent, les poumons ressentent une influence vivifiante qui retentit sur tout l'organisme.

Alimentation. — Faut-il faire suivre aux malades pendant la cure thermale une alimentation spéciale, ou doit-on les laisser libres de la choisir à leur gré?

La réponse à cette question est loin d'être toujours la même. En effet, dans quelques établissements on supprime le vin, par exemple; dans d'autres, ce sont les fruits qui sont l'objet d'une proscription absolue.

Pour nous, nous pensons que si les aliments sont sains, bien préparés, sans trop d'épices, les malades qui viennent à Saint-Honoré ne doivent pas se préoccuper d'une alimentation particulière, et que ce qu'ils auront de mieux à faire sera de se rapprocher autant qu'il leur sera possible de leurs habitudes ordinaires.

Les fruits, dont on ne veut point entendre parler dans certains établissements, peuvent servir comme rafraîchissants, et avoir à ce titre une heureuse influence chez nos malades, quelquefois atteints de constipation à la suite du traitement sulfureux. « Nous pensons, disent les auteurs du *Dictionnaire des eaux minérales*, que le régime doit être accommodé à la constitution et à l'état morbide de ceux qui prennent les eaux. En d'autres termes, le traitement thermal n'apporte pas de changement essentiel au régime qui se trouvait précédemment indiqué. »

Effets thérapeutiques.

Nous avons vu, en étudiant la composition chimique des eaux de Saint-Honoré, qu'indépendamment de ses éléments sulfureux, elles contenàient une notable proportion de chlorure de sodium. Elles devront par conséquent, au point de vue de leurs effets thérapeutiques, jouir des propriétés des *sulfurées sodiques*, en même temps qu'on pourra leur demander les résultats obtenus auprès des *sources chlorurées*.

En effet, tout en admettant que les affections de la peau sont souvent secondaires et tiennent à une maladie générale, nous les voyons en grand nombre heureusement influencées par les eaux de Saint-Honoré.

Les affections pulmonaires de nature catarrhale ou herpétique ne résistent pas en général à la médication sulfureuse ou sont toujours grandement modifiées.

Les manifestations de la scrofule et la diathèse elle-même sont combattues avec efficacité par nos eaux, et c'est certainement alors à la présence du chlorure de sodium et de l'iode que nous devons nos succès.

Le lymphatisme, cette plaie de la génération actuelle qui semble attaquer les enfants avec d'autant plus de prédilection qu'ils appartiennent à des familles plus aisées, et sont par conséquent entourés de plus de soins, le lymphatisme, dis-je, est une des maladies que nous combattons le plus victorieusement à Saint-Honoré.

Chaque année, nous sommes étonnés des résultats aussi rapides que complets que nous obtenons chez de jeunes enfants dont le lymphatisme exagéré devait être un sujet de craintes continuelles.

Je m'étendrai longuement sur le traitement préservatif que l'on devrait suivre dans bien des cas, alors que je m'occuperai des affections de poitrine, et je peux dès à présent assurer, ce qui chez moi est une opinion très-arrêtée, que bien des adultes succombent par exemple à la phthisie pulmonaire, qui auraient pu lui échapper si pendant leur enfance un traitement sérieux avait été institué près de nos eaux minérales.

Ce que nous avons dit de leurs propriétés physiologiques indique assez tout le parti qu'on pourra en obtenir dans presque toutes les maladies chroniques.

Il existe à l'état de santé un équilibre parfait entre les absorptions et les sécrétions, c'est-à-dire entre les éléments apportés, assimilés à nos tissus et les éléments qui en sont éliminés. Rompez un instant cet équilibre par la pensée, et la maladie commence. Or, quoi de plus commun, dans les affections chroniques, que cette absence d'équilibre, qu'il soit la cause première génératrice ou qu'il ne soit au contraire que la conséquence de la maladie elle-même ?

La composition relativement faible des eaux de Saint-Honoré en fait une médication qui semble spécialement destinée à l'enfance et qui peut être par conséquent recommandée dans bien des cas où des sulfureuses plus fortes ne pourraient pas être conseillées sans dangers.

Nous voyons arriver chaque année des malades, après quelques jours passés dans d'autres stations thermales qu'ils ont été forcés d'abandonner, se trouver très-bien du traitement que nous leur faisons suivre.

Les cas dans lesquels les eaux de Saint-Honoré doivent être conseillées sont donc multiples, mais il en est un certain nombre pour lesquels elles sont indiquées de préférence.

Elles sont utiles dans toutes les affections de nature catarrhale, herpétique, rhumatismale, mais c'est surtout alors que les affections siégeant à la peau, aux muqueuses laryngienne, bronchique, pulmonaire seront sous la dépendance du lymphatisme ou de la scrofule, que l'on sera certain de plus sérieux résultats.

Je vais du reste revenir sur l'action thérapeutique des eaux en abordant chaque maladie en particulier.

C'est encore ici le cas de rappeler, qu'avec la même eau minérale on peut souvent obtenir des effets différents, et que c'est au médecin à savoir l'employer et l'adapter à chaque genre de maladie, ou, ce qui est peut-être plus vrai encore, à chaque malade en particulier.

Eaux de Saint-Honoré employées loin des sources.

J'ai communiqué en 1870 à la Société d'hydrologie un travail sur l'embouteillage et la conservation de nos eaux, dont la sulfuration reste aujourd'hui parfaite.

Depuis cette époque, leur vente a pris une grande extension ; elles sont admises dans les établissements de l'assistance publique, et nous sommes persuadé qu'avant peu d'années leur exportation sera considérable. J'engage bien souvent les malades qui quittent l'établissement à continuer chez eux pendant l'hiver l'emploi de l'eau de Saint-Honoré, et j'ai souvent obtenu par ce moyen de très-bons résultats que j'espère faire connaître bientôt, en même temps que je publierai les observations d'un certain nombre de mes confrères des hôpitaux qui s'en servent dans leurs services.

Contre-indications.

Je ne crains pas de certifier qu'un médecin désireux de se créer auprès de ses confrères une notoriété bien acquise, n'aurait qu'à écrire un livre sérieux sur les contre-indications au traitement par les eaux minérales.

Si l'on consulte les différents ouvrages écrits sur la matière, on y trouve des indications détaillées sur les maladies traitées avec succès, et c'est à peine si quelques lignes viennent avertir le praticien des dangers qu'une pareille médication peut dans certains cas entraîner après elle.

Je sais bien que, par le temps d'indépendance qui court, le médecin est souvent consulté par un malade qui a déjà définitivement arrêté dans son esprit à quelles eaux minérales il se rendrait; mais, cependant, de grands dangers seraient évités si ce médecin, fort des écrits des spécialistes, pouvait dire à son client « : Ne vous rendez point à cette station thermale, il y a danger pour vous, et vous devez d'autant plus me croire que le conseil que j'ai l'honneur de vous donner n'est pas dicté par une appréciation seulement personnelle, mais par celle du médecin qui a le mieux expérimenté cette médication. »

J'appelle sur ce point l'attention de mes savants confrères.

D'un autre côté, les eaux minérales sont trop souvent considérées comme le dernier refuge du malade et du médecin. C'est encore une grande erreur, et telle affection qui pourrait être guérie ou du moins soulagée au début, ne trouve plus dans l'emploi de l'eau minérale qu'une aggravation souvent irréparable.

Enfin, certains accidents plus ou moins graves sont la conséquence de cette prétention vaniteuse et surtout économique de certains esprits prétendus forts, qui pensent pouvoir se passer de toute intervention médicale.

Ces accidents surviennent-ils, les malades ne peuvent accuser que leur folle témérité, et nous n'avons point à nous en occuper ici.

En étudiant les propriétés physiologiques des eaux de Saint-Honoré, j'ai dit que leur emploi amenait une accélération du pouls, une surexcitation sérieuse de la circulation générale ; il découle de là que l'on ne devra jamais y envoyer des malades à tempérament pléthorique, et chez lesquels on craindra de voir s'augmenter la plasticité du sang.

Il faudra les interdire aux goutteux dans la force de l'âge, aux rhumatisants pendant la période aiguë, aux malades atteints de vertiges, de folie, d'épilepsie, de ramollissement des centres nerveux, d'affections organiques du cœur ou des gros vaisseaux, et à tous ceux enfin chez lesquels il faut éviter une excitation de la circulation générale.

Dans les affections tuberculeuses des voies respiratoires, nous obtenons d'excellents résultats, et cependant on ne devra jamais conseiller Saint-Honoré aux malades sanguins, ou si leur état s'accompagne d'une fièvre continue, si les accidents présentent une marche rapide, ou si l'on peut craindre des hémoptysies plus ou moins graves.

Des exemples terribles survenus chez des malades abusés par des conseils inexpérimentés, ont malheureusement plus d'une fois donné raison à la prudence avec laquelle je conseille l'emploi de nos eaux, si puissantes quand elles sont bien ordonnées, mais qui ne sont pas sans dangers entre des mains peu ou point habituées à s'en servir...

MALADIES

Lymphatisme.

Presque tous les médecins s'accordent à dire que le lymphatisme est le point de départ d'affections graves, et que, s'il n'est point en général caractérisé par l'apparition fréquente de maladies aiguës, il est au moins fort souvent accompagné d'affections à l'état chronique.

Il n'y a pas loin du lymphatisme exagéré à la scrofule confirmée, et nous aurons à nous en expliquer dans les pages suivantes.

Sous l'influence de l'eau prise en boisson, des bains tempérés, des douches générales, nous arrivons à modifier la constitution des sujets, à relever les forces ; les tissus prennent une élasticité inconnue jusqu'alors et les affections locales nées sous l'influence du lymphatisme se ressentent de l'amélioration générale.

Pour arriver à de pareils résultats, suffit-il
d'une saison passée à Saint-Honoré ou dans quelque station thermale que ce soit? Non, bien entendu.

Ce n'est point en quelques jours que l'on refait
une constitution. Soins médicaux et hygiéniques
devront être poursuivis pendant des années.

C'est de l'enfance à la puberté surtout qu'il
faut avoir recours à la médication thermale, car
c'est à cette époque de la vie que les modificateurs
ont le plus de prise sur le lymphatisme.

Il faut cependant avouer qu'il est rare en pareille occurrence que les parents comprennent
leur mission ; ils se laissent séduire par la beauté
des formes de leurs enfants, par leur teint souvent frais et rose, par cette beauté lymphatique,
comme l'appelle M. Louis Fleury, dont les char-
mes trompeurs cachent tant de dangers.

Chez les adultes, le tempérament lymphatique
amène encore de sérieuses complications, et nous
voyons chaque année des engorgements pulmonaires, des congestions viscérales naître sous
l'influence de cette cause générale. Nos eaux sulfureuses, chlorurées sont alors on ne peut plus
utiles. En activant la circulation périphérique et
par contre la circulation générale, elles donnent
un coup de fouet à l'organisme qui s'éveille,
l'appétit revient, les digestions se font mieux, la
circulation se rétablit et répand dans tout l'être
un sang plus riche et plus vivifiant, et tout cela

sans préjudice de cette action encore inconnue de l'eau minérale que nous appelons directe, spéciale, élective.

Scrofules.

Nous pouvons répéter ici tout ce que nous venons de dire pour le lymphatisme, qui nous a toujours paru l'état précurseur de la scrofule. En effet, quelle différence voit-on au point de vue pratique entre ces deux états généraux, si ce n'est que l'un est l'exagération de l'autre ; ou, comme le veut M. Piorry, la scrofule ne serait-elle qu'une sorte d'inflammation propre aux individus doués d'un tempérament lymphatique?

« Elle est surtout l'apanage des tempéraments lymphatiques, dit M. le docteur Astrié, et une constitution dont le fond morbide héréditaire est scrofuleux s'allie presque toujours à un tempérament lymphatique exagéré, qui semble être le premier reflet, le premier degré de l'affection scrofuleuse. »

« La scrofule n'est donc pas toujours un mal de misère, dit Patissier, on l'observe dans les classes les plus élevées de la société. »

Pour ce savant confrère, il existait deux sortes de scrofules : 1° une forme *chronique indolente,* 2° une forme *éréthique subaiguë.*

Il réservait à la première les eaux stimulantes, et conseillait pour la seconde les eaux moins actives, hyposthénisantes.

Nous pensons que la diathèse scrofuleuse est une, tout en étant souvent accompagnée d'une inflammation qui semble lui être particulière, et nous varions le traitement suivant que nous avons affaire simplement à l'état diathésique ou que nous devons au contraire combattre des complications sub-inflammatoires.

Les auteurs son loin d'être d'accord sur les résultats obtenus par les eaux sulfureuses dans cette maladie générale.

Bordeu regardait cette médication comme la plus puissante.

Pour M. Bazin, dont tous les médecins reconnaissent la haute supériorité en pareille matière, les eaux sulfureuses naturelles conviennent dans le traitement de toutes les affections scrofuleuses.

Notre savant confrère, M. le docteur Durand-Fardel, place au contraire au premier rang les eaux chlorurées sodiques auxquelles doivent céder le pas les eaux sulfurées qui s'adressent, dit-il, plutôt à une série importante de manifestations scrofuleuses qu'à la diathèse elle-même.

Après deux saisons passées aux eaux de Guagno (Corse), en 1850, j'écrivais en 1852 les lignes suivantes : « Ce que nous avons vu non-seulement nous fait regarder les eaux sulfureuses comme inefficaces dans la scrofule, mais encore comme souvent dangereuses. »

Chez les malades qui ont été traités à l'hôpital de Guagno, la diathèse strumeuse se traduisait par des symptômes toujours multiples, tels que : engorgements ganglionnaires, plaies fistuleuses, décollements, abcès froids disséminés sur différentes parties du corps, carie, engorgements articulaires, etc., etc. Dans tous les cas, ou bien l'action restait nulle, et c'est là ce qui arrivait de moins malheureux, ou bien elle exaspérait les symptômes morbides et ajoutait à la maladie un état pyrétique qui contr'indiquait d'une manière formelle la continuation du traitement minéral.

Outre mes observations personnelles, voici comment s'exprimait à propos de la question qui nous occupe le médecin en chef de l'hôpital :

« Une observation constante, minutieuse, a successivement établi dans notre esprit la conviction intime de l'inefficacité des eaux de Guagno chez les scrofuleux; point de pratique immense dans ses résultats, comme il est facile de le prévoir, et pour la santé des hommes, et pour les bénéfices du Trésor. »

A mon arrivée à Saint-Honoré, j'étais donc assez mal disposé en faveur de ses eaux administrées contre les affections scrofuleuses, et cependant, je dois le dire, ma pratique m'autorise à poser en fait qu'il n'y a point d'affections pour lesquelles elles soient mieux indiquées que pour

celles qui dépendent de cette maladie générale ;
que ses manifestations s'adressent à la peau,
aux muqueuses, aux systèmes ganglionnaire ou
osseux.

Comment admettre des résultats aussi opposés
pour deux sources, toutes les deux sulfurées
sodiques et contenant à peu de chose près la
même quantité de chlorure de sodium : 0,242
pour Guagno, 0,300 pour Saint-Honoré ? Avouons
que nous ne connaissons pas le dernier mot de la
composition des eaux minérales, ou plutôt que
nous ignorons complétement la nature de ce je
ne sais quoi qui unit entre eux leurs divers éléments, et qui échappe à nos analyses.

Quel est dans ce cas le mode d'action des eaux
de Saint-Honoré ? Devons-nous attribuer leur
efficacité à l'absorption du soufre, du chlorure
de sodium, du fer, ou d'un autre des éléments
qui les composent ? Nous ne pouvons le certifier,
Quand on étudie l'histoire de la scrofule, que
l'on remonte à ses causes, que l'on passe en revue les différents symptômes qui la caractérisent,
et qu'enfin on recherche quels moyens, dès les
temps les plus reculés jusqu'à nos jours, ont été
employés à la combattre, le médecin est frappé
des nombreux points de ressemblance qui existent entre cette maladie générale et la chloro-
anémie. En effet, passez en revue toutes les
causes capables de diminuer la richesse du sang,
depuis les excès jusqu'à une alimentation insuf-

sante, depuis le séjour dans un air confiné jusqu'à la respiration dans un lieu chargé d'exhalaisons pernicieuses, joignez à ces différentes causes le froid humide, et il semble que vous allez produire la scrofule de toute pièce.

Qui sait si on ne pourrait pas soutenir la thèse suivante :

Le froid humide agissant sur des sujets vigoureux amène le rhumatisme, c'est au contraire la diathèse strumeuse qui paraît quand cette même cause vient assaillir des individus dont le sang est fortement appauvri.

« Les scrofules, a dit M. Constantin James, ne sont pas sans analogie avec la chloro-anémie, à ce point de vue que le sang est pauvre également en fibrine et en globules rouges ; aussi la médication ferrugineuse est-elle aussi applicable à leur traitement. »

« Un des traits les plus saillants de l'habitude extérieure, disent les auteurs du *Compendium*, est l'état de décoloration et d'étiolement que présente la peau, et qui rappelle l'état chloro-anémique. »

Étudié au microscope, par M. Dubois d'Amiens, le sang des scrofuleux présente un caillot petit, sans consistance, lent à se former et qui nage dans une sérosité abondante.

Tout en admettant une distinction tranchée entre la scrofule et l'anémie, avouons qu'au point de vue des causes et du traitement il existe de puissants traits d'union entre ces deux maladies générales.

N'avons-nous pas besoin de cette quasi-parenté pour expliquer les résultats thérapeutiques obtenus par les moyens en apparence si dissemblables, que le médecin s'adresse aux eaux chlorurées ou sulfureuses, ou bien à des eaux en même temps sulfureuses et chlorurées? Que la scrofule soit ou non l'expression dernière du lymphatisme, ce que l'on ne peut nier, c'est qu'il existe un état intermédiaire entre ces deux affections auquel on a justement donné le nom de *physionomie scrofuleuse*, dénomination qui nous dispense de toute espèce de définition, et contre lequel nous obtenons à Saint-Honoré des résultats on ne peut plus sérieux. J'ai déjà vu venir bien des enfants à la figure bouffie, aux muqueuses décolorées, atteints de blépharites légères mais persistantes, présentant un engorgement des ganglions cervicaux que la palpation seule pouvait faire constater, en même temps qu'une susceptibilité excessive des muqueuses bronchiques, et j'ai toujours vu repartir ces enfants à la physionomie scrofuleuse avec une amélioration notable de la constitution tout entière.

Les eaux de Saint-Honoré sont d'une efficacité certaine contre le lymphatisme, contre cet état qui est plus que du lymphatisme, mais qui n'est point encore de la scrofule, enfin contre la scrofule elle-même et ses manifestations. Voilà le

fait, constatons-le, l'explication fût-elle plus difficile encore.

Affections scrofuleuses des os. — J'ai donné
mes soins, à Saint-Honoré, à plusieurs malades
atteints de caries plus ou moins graves, et chez
tous l'usage des eaux en boisson, bains, grandes
douches ou douches locales a été suivi de la
cicatrisation des trajets fistuleux qui existaient
depuis des années.

J'ai vu le système sanguin chercher à l'emporter sur le système lymphatique ; sous l'action
du traitement, les caries se sont arrêtées, l'expulsion des parties nécrosées s'est faite plus ou
moins rapidement, et j'ai pu constater encore
cette année des guérisons qui ne se sont pas dé-
menties.

Tumeurs blanches. —Nous avons eu à traiter
à Saint-Honoré quelques cas de tumeurs blanches du genou et nous n'avons eu qu'à nous louer
de l'action de nos eaux dans ces affections si
graves.

« Il est presque impossible, lisons-nous dans le
Traité de pathologie de M. Nélaton, de dire à
quelle variété de ces maladies si complexes on a
affaire et à quel degré sont arrivées les altérations
qui caractérisent anatomiquement ces variétés ;
mais si le diagnostic des lésions matérielles est
important, celui de la cause sous l'influence de

laquelle s'est développée la maladie ne l'est pas moins. »

Nous partageons parfaitement les idées du savant professeur, et comme le veut M. Bazin, nous faisons une distinction capitale entre l'affection et la maladie générale sous l'empire de laquelle elle s'est manifestée.

Cette maladie générale étant connue, un grand pas est fait, mais il est important, au point de vue du traitement et du pronostic surtout, de savoir si la lésion est avancée, si les parties molles sont seules malades, ou si, ce qui est bien plus grave, l'altération porte sur le tissu osseux.

Dans ce dernier cas, on ne doit que rarement s'attendre à une guérison complète, et la médecine thermale aura fait tout ce qu'il était possible de faire, si elle est parvenue à améliorer la constitution, à arrêter les progrès du mal et à amener une demi-guérison de l'affection locale.

Toutes les fois que nous avons eu à traiter des tumeurs blanches qui avaient pour point de départ une diathèse strumeuse, et que les malades nous arrivaient au début de l'affection, nous avons obtenu ou des guérisons complètes ou des améliorations sérieuses. Au contraire, chez les malades atteints depuis longtemps, le traitement est resté presque toujours sans résultats sur la lésion articulaire.

On a dit avec raison que, dans le traitement de la scrofule, il fallait tenir grand compte du changement de climat, des habitudes nouvelles contractées aux eaux, de la respiration d'un air plus pur loin de la cause du mal, etc., etc. Je suis loin de dénier à ces différents modificateurs une puissance très-grande; mais suffiraient-ils seuls et ne perdent-ils pas une grande partie de leur prestige, lorsque le traitement minéral s'adresse à des malades qui habitent les lieux mêmes où se trouvent les sources.

C'est surtout alors qu'on a à combattre cette maladie constitutionnelle, qu'on ne pourrait assez engager les malades à revenir aux eaux plusieurs années de suite, s'ils ne veulent pas dans la majorité des cas perdre les bénéfices d'une première saison.

Affections des muqueuses. — Comme affections des muqueuses appartenant à la diathèse que nous étudions, nous avons observé des ophthalmies très-graves, quelques pharyngites et un certain nombre d'inflammations chroniques de la muqueuse nasale. Parmi ces dernières, nous avons observé un cas d'*ozène* guéri radicalement après une première saison. Quant aux inflammations scrofuleuses de l'œil, conjonctivites, kératites, nous avons été frappé de la rapidité avec laquelle elles cédaient au traitement minéral. Je suis d'autant plus heureux de pouvoir constater ce fait à Saint-Honoré que M. Gerdy a observé la même rapidité dans la guérison à la suite du traitement par les eaux d'Uriage.

Scrofule tégumentaire. — Ici pourrait se placer l'étude des affections scrofuleuses de la peau, mais je préfère la renvoyer au chapitre où je traiterai de ces affections en général, cette manière d'étudier ce que l'on connaissait autrefois sous le nom générique de *dartres* me paraissant plus rationnelle et plus conforme à l'observation.

Ce que je viens de dire sur la scrofule en général et sur ses manifestations a suffisamment prouvé, je l'espère, tout ce que l'on peut attendre des eaux sulfureuses sodiques de Saint-Honoré.

Voici maintenant quelques observations à l'appui :

OBSERVATION I. — *Lymphatisme exagéré chez une jeune fille de huit ans. Grande amélioration.*

Mlle Eugénie M..., huit ans, blonde, est née d'une mère bien portante ; le père est d'une constitution très-faible.

Depuis sa première enfance, elle a été couverte de gourmes dont la disparition, il y a deux ans, semble avoir été le point de départ de la maladie qui nous occupe.

Cette enfant est relativement très-forte ; son teint est frais et rose, mais la face est bouffie ; les rhumes sont fréquents et difficiles à déraciner. Coryza habituel, la lèvre supérieure légèrement tuméfiée. Il existe habituellement une toux grasse, mais sans expectoration.

L'appétit est généralement bon, quelquefois capricieux.

Fatigues excessives après les moindres mouvements.

Arrivée à Saint-Honoré le 14 août 1869.

A l'auscultation, rien de particulier.

Traitement. — Eau en boisson, bains à 33°, inhalation.

Cette jeune fille quitte Saint-Honoré après trois semaines de traitement ; il n'y a plus de coryza, l'appétit est excellent, les forces reviennent chaque jour, la toux seule n'a pas complétement disparu.

En 1871, je revois cette enfant que les parents ne m'ont pas conduite l'année précédente, tant sa santé paraissait bonne ; mais à la suite d'un rhume, le seul dont elle a été atteinte pendant l'hiver, des accidents nouveaux ont engagé la famille à nous la ramener.

Même traitement. Après quelques jours, je conseille les bains de piscines.

Mlle M... part de nouveau parfaitement portante le 18 août, et je fais promettre à sa mère de la conduire à Saint-Honoré pendant plusieurs années

Réflexions. — Cette observation, entre un grand nombre de pareilles, montre suffisamment les bons résultats de nos eaux dans le lymphatisme exagéré, mais indique aussi que ce n'est point avec une seule saison passée à des eaux thermales, quelque puissantes qu'elles soient, que l'on peut arriver à refaire une constitution.

OBSERVATION II. — *Tumeur blanche du genou gauche chez un scrofuleux. Guérison.*

M. P..., du département de Saône-et-Loire, huit ans, constitution faible, tempérament lymphatique, a eu des gourmes pendant sa première enfance ; les ganglions du cou ont été toujours plus ou moins engorgés. Le père est sanguin et bien portant, la mère est lymphatique.

Il y a deux ans, à la suite d'une chute, le genou gauche, après quelques jours de douleurs, a présenté une enflure considérable. Plusieurs vésicatoires ont été successivement appliqués sur la partie malade, et cette médication semblait amener chaque fois une diminution dans le gonflement qui reparaissait bientôt.

L'enfant, depuis cette époque, est à l'usage de l'huile de foie de morue.

M. P... arrive à Saint-Honoré le 14 juillet 1869.

Il présente tous les attributs de la scrofule ; le genou est volumineux, et le reste du membre paraît atrophié ; la marche, rendue difficile, est toujours suivie d'une augmentation de la tumeur. Appétit ordinaire, bon sommeil.

TRAITEMENT. — Eau en boisson, bain quotidien, grande douche tous les deux jours.

Après six semaines de traitement, l'enfant part relativement très-bien ; la marche est plus facile et suivie d'un gonflement moindre de l'articulation.

Je prescris pour l'hiver suivant la continuation de l'eau de Saint-Honoré et une alimentation très-substantielle. Huile de foie de morue.

Depuis son départ de Saint-Honoré, l'amélioration n'a fait qu'augmenter. Aujourd'hui, avril 1872, la guérison est complète.

RÉFLEXIONS. — Dans ce cas, le début de l'affection remontait, il est vrai, à deux ans ; mais il faut tenir compte de sa marche peu rapide, des améliorations successives survenues plusieurs fois, et par-dessus tout des soins intelligents dont cet enfant avait toujours été entouré.

Je ne saurais jamais assez le répéter, il faut, pour espérer la guérison d'affections pareilles, ne pas attendre trop longtemps, car alors, dans la majorité des cas, le traitement est inefficace.

OBSERVATION III. — *Carie du sternum. Guérison.*

M. C..., trente-huit ans, tempérament lymphatique nerveux, enfance difficile jusqu'à sept ou huit ans, a présenté jusqu'à cet âge tous les caractères de la scrofule. Plus tard, l'état de sa santé s'est sérieusement amélioré. Il y a quatre ans, après plusieurs mois de souffrances assez indéfinies, il vit paraître plusieurs abcès froids qui se cicatrisèrent après plusieurs mois de suppuration, si ce n'est un d'entre eux, situé à la base du sternum, et qui fournit encore aujourd'hui un liquide séro-purulent.

Arrivé à Saint-Honoré le 11 juin 1868.

Toux sèche, teint plombé, respiration anxieuse allant quelquefois jusqu'à la dyspnée.

Auscultation. — Au-dessous du sein et à droite, diminution notable de la respiration.

Traitement. — Inhalation, boisson, douches locales, douches révulsives sur les extrémités inférieures.

Le 13, la dyspnée présente un caractère presque alarmant.

Douches révulsives bi-quotidiennes.

Le 20, mieux sérieux du côté de la respiration. Je suis convaincu que j'ai simplement affaire à un état congestif du poumon, et l'auscultation me permet de constater que l'air arrive plus librement dans les vésicules pulmonaires.

La suppuration de l'abcès est plus considérable, le pus est de meilleure nature.

État au départ, après 32 jours de traitement :

Plus rien à la poitrine. L'abcès est complétement cicatrisé.

Réflexions. — Cette observation, que j'ai fait suivre dans mes notes de ces mots : *Magnifique résultat*, prouve assez les bons effets des eaux de Saint-Honoré dans les affections osseuses de la scrofule. J'ai déjà eu l'occasion de soigner plusieurs malades atteints de carie, et les résultats ont presque toujours été excellents. Deux d'entre eux, l'un atteint de carie du métacarpe, l'autre de carie vertébrale, et traités en 1862, sont encore aujourd'hui parfaitement portant.

Rhumatisme.

« S'il fallait s'en rapporter aux trop nombreux écrits dans lesquels chaque médecin vante les merveilleux effets de ses eaux contre les affections rhumatismales, il semblerait, dit M. Constantin James, que la thérapeutique de ces affections est aussi facile que leur guérison est assurée. Autant de sources, autant de spécifiques. Malheureusement quand on vient à examiner les choses par soi-même et à consulter non plus seulement les livres, mais les malades, on voit qu'il s'en faut énormément que les résultats soient tels qu'ils se trouvent annoncés, ou du moins qu'à côté d'éclatants succès dont on parle, il y a de pénibles et douloureux mécomptes dont on ne dit rien. A quoi tiennent ces différences dans l'action des eaux? C'est qu'au lieu de faire d'abord un choix, on envoie indistinctement aux bains les plus proches et les plus vantés une foule d'affections qu'on décore du titre de *rhumatisme,* bien qu'elles n'aient de commun que l'obstacle apporté par elles à l'exercice des mouvements. »

Nous verrons plus loin que cette manière de voir est partagée par M. le docteur Pidoux, dont on connaît les importants travaux sur la question qui nous occupe et qui sont insérés dans le septième tome des *Annales de la Société d'hydrologie*.

Nous ne pouvons dans l'état actuel de la science définir la nature du rhumatisme ; mais ce qui est bien certain, c'est qu'il est toujours accompagné d'un état congestif, qu'il soit cause ou effet, lequel, suivant qu'il s'adresse à tel ou tel système de l'économie, se traduit par des symptômes propres aux congestions des organes eux-mêmes.

Je m'explique : Que le rhumatisme s'attaque au système musculaire, nous verrons survenir la douleur et l'embarras des muscles atteints.

Si les articulations sont prises et si l'inflammation est la suite de l'invasion du rhumatisme, tous les symptômes seront ceux de l'inflammation articulaire.

La paralysie accompagnera le rhumatisme cérébral, comme la bronchorrée l'état congestif du poumon.

Véritable Protée, le rhumatisme, je le répète, change d'allure et se traduit par mille symptômes divers suivant le lieu dont il fait choix.

J'ai parlé du rhumatisme cérébral, cette terrible affection jusqu'ici presque toujours suivie d'une mort rapide, alors qu'elle se présente à l'état aigu. Comme le rhumatisme articulaire aigu, le rhumatisme cérébral a aussi son diminutif en douleur et en gravité.

J'ai le premier, dans un travail présenté en 1861 à la Société d'hydrologie, fait connaître cette affection plus fréquente qu'on ne le pense et dont j'ai pu observer depuis quelques nouveaux exemples.

Suppression ou diminution des douleurs rhumatismales existantes, coloration de la face, pesanteur de la tête, somnolence, céphalalgie, vertige allant jusqu'à causer la chute du malade, marche vacillante et semblable à celle d'un homme ivre, pensées plus ou moins tristes, nécrophobie, perte ou diminution de la mémoire, surdité plus ou moins complète, insomnie, diminution progressive des forces, intermittence dans le pouls, inappétence, constipation : tels sont les principaux symptômes qu'il m'a été donné de reconnaître dans cette affection que je me suis permis de nommer *rhumatisme cérébral chronique*.

Quel que soit la partie ou le système atteint de rhumatisme, la congestion est le seul phénomène qu'il nous soit permis d'apprécier, congestion du reste dont la cessation ou la diminution est toujours suivie d'une amélioration définitive ou passagère.

MM. Trousseau et Pidoux, qu'il faut toujours consulter alors qu'il s'agit de thérapeutique, ont sur le rhumatisme des idées à peu de choses près identiques.

« La fluxion rhumatique, disent-ils, a pour

siége d'élection les séreuses; fixée sur une ou plusieurs articulations, elle produira le rhumatisme articulaire chronique primitif, les hydarthroses chroniques; sur la séreuse intra-vasculaire, les troubles circulatoires, les palpitations. les mouvements fébriles; sur la plèvre, le cœur et les méninges, des épanchements séreux qui pourront revêtir au cerveau la forme apoplectique, sur le névrilème de la moelle épinière et des nerfs, des accidents névralgiques, choréiques, paralytiques; sur la peau, des sueurs profuses; sur les muqueuses, des bronchorrées, des gastrorrhées, etc., etc.

Le rhumatisme, comme la dartre, la scrofule, la syphilis, est une maladie constitutionnelle, et, comme ces diathèses, il cause une série nombreuse d'affections qui dépendent intimement de lui, qui sont liées à sa nature et qui demandent pour être conduites à la guérison, non pas le traitement seul de l'affection elle-même, mais une médication qui s'adresse surtout à la maladie générale.

Au dire de la plupart des écrivains hydrologistes, toutes les eaux minérales, pourvu qu'elles soient administrées à une température élevée, peuvent être dirigées avec succès contre le rhumatisme. Il faut pourtant faire, selon nous, une distinction que nous croyons capitale, sinon entre les différentes espèces de rhumatisme, du moins entre les rhumatisants eux-mêmes.

A tels malades conviendront les eaux alcalines ; à tels autres les sulfureuses seront conseillées avec plus de chance de succès.

Que peuvent les eaux sulfureuses ?

Je ne peux mieux faire que répéter ici ce qu'a si judicieusement écrit M. Astrié : « Pléthore séreuse rhumatismale et asthénie fonctionnelle, tel est le fond général de la pathologie du rhumatisme. Un sudorifique et un excitant, tel est le fond de la médication que la thérapeutique thermale lui oppose. Les eaux sulfureuses jouissent en général de températures plus ou moins élevées qui les rendent très-avantageuses, et en outre leur principe minéralisateur, le soufre, par ses propriétés spécialement sudorifiques et stimulantes, se prête merveilleusement à toutes les indications à remplir.

« Ces indications se résument en ces termes : provoquer une dépression séro-humorale par la peau, relever les fonctions cutanées affaiblies et se laissant entraver, troubler par la moindre impression du froid ; maintenir la dépuration cutanée au niveau des besoins de l'état morbide diathésique, stimuler et fortifier l'innervation languissante irrégulière et imprimer à tout l'organisme une force de résistance suffisante contre les agents extérieurs.

« La médication thermale sulfureuse mieux encore que la thermale saline répond à ces incations. »

Nous avons chaque année un certain nombre de malades atteints de rhumatismes à soigner à Saint-Honoré, et nous obtenons en général d'excellents résultats.

Si, chez certains sujets, les eaux sulfureuses fortes sont peut-être préférables, les eaux plus faibles, plus douces de Saint-Honoré sont d'un emploi plus sûr chez certains autres plus sanguins et plus irritables.

Nous avons cherché à provoquer chez nos rhumatisants des sueurs salutaires qu'il nous a toujours été possible d'obtenir à l'aide de bains chauds et de douches générales que nous faisons habituellement administrer à 45° centig.

Les douches de vapeur sont encore employées souvent en pareils cas à Saint-Honoré, et les malades eux-mêmes en comprennent tellement les bénéfices qu'ils demandent de leur propre mouvement à les multiplier.

Le rhumatisme, on le sait, emprunte souvent au lymphatisme et à la scrofule quelques-uns de leurs caractères.

Pour M. Pidoux, certaines douleurs mises sur le compte du rhumatisme ne sont que des accidents de cette maladie générale. Certains sujets, dit-il, de scrofuleux se voient tout à coup transformés en rhumatisants par leur médecin ou leur amour-propre.

Chez les rhumatisants scrofuleux, les eaux de Saint-Honoré, dont nous avons dit la puissance au début de ce travail, alors qu'il s'agissait de la maladie constitutionnelle elle-même, sont d'un grand secours, car elles peuvent attaquer à la fois ces deux diathèses.

Dans le rhumatisme des viscères, nous avons obtenu de très-beaux résultats et, comme toujours, l'amélioration a coïncidé avec le retour des douleurs anciennes dans les parties précédemment affectées.

Cependant, je dois le dire, pour cette classe de maladies plus que pour toutes les autres, c'est au temps qu'il appartient de confirmer les observations de guérison.

D'un autre côté, si les souffrances reviennent, il faut tenir compte aussi de la cause première, du milieu dans lequel le sujet est forcé de retourner vivre; or ce n'est qu'à la condition de faire disparaître la cause, que nous pouvons espérer de combattre efficacement et d'annihiler les effets.

Pour nous résumer, disons que l'on devra envoyer à Saint-Honoré les rhumatismes atoniques et tous ceux qui paraissent liés au lymphatisme ou à la scrofule.

OBSERVATION IV. — *Rhumatisme chronique avec engorgement des articulations. Prurigo. Grande amélioration.*

Mme B...., cinquante-cinq ans, forte constitution, aucune hérédité, ménopause il y a trois ans.

Depuis une dizaine d'années, Mme B... souffre de douleurs erratiques d'abord, et qui se sont fixées ensuite sur les différentes articulations, les coudes et les genoux surtout.

Elle pense que le point de départ de sa maladie tient à son séjour prolongé dans un salon humide. Depuis six ans environ, elle a remarqué une espèce de bascule entre l'affection rhumatismale et une éruption de petites papules amenant après elles des démangeaisons très-vives.

Les deux genoux, le gauche surtout, sont engorgés, et la marche très-pénible.

Arrivée à Saint-Honoré le 28 juillet 1869.

Bains, grandes douches, eau en boisson.

3 août, les douleurs articulaires sont réveillées par les douches que nous suspendons pour les reprendre quelques jours après et qui sont alors parfaitement supportées.

Le 20 août, Mme B.... quitte Saint-Honoré dans un état très-satisfaisant. Les engorgements articulaires ont disparu, il n'y a plus de prurit.

Réflexions. — Les affections rhumatismales que nous avons eu à traiter étaient souvent accompagnées d'éruptions ; nous y reviendrons en étudiant la médication sulfureuse au point de vue des maladies de la peau.

OBSERVATION V. — *Rhumatisme siégeant aux articulations du membre inférieur droit depuis 14 ans. Grande amélioration*.

Mme X..., institutrice, trente-deux ans, lymphatique, ne peut pas nous donner de renseignements sérieux sur les causes probables de sa maladie.

En 1853, douleurs dans la hanche droite combattues par des vésicatoires, et qui ne reparaissent que deux ans après.

Pendant plusieurs années et toujours vers le mois de mars, nouvelles douleurs qui disparaissent encore par l'usage des révulsifs.

En 1859, Mme X.... est alitée pour la seconde fois.

En 1860, l'emploi des bains de mer est suivi d'un très-bon résultat. En 1866, elle se rend aux eaux de Néris qui lui font beaucoup de bien; et cependant le médecin-inspecteur, M. de Laurès, l'engage à aller, l'année suivante, à Saint-Honoré, où elle arrive le 22 août 1867.

ÉTAT. — Tempérament lymphatique, pâleur de la face, appétit mauvais, constipation, menstrues irrégulières, sang décoloré, douleurs occupant le genou, mais surtout la hanche. Il est impossible à Mme X.... de faire un pas sans ses béquilles.

Je ne constate aucun allongement du membre malade, mais un amaigrissement sérieux, beaucoup de faiblesse et de l'engorgement articulaire. L'aggravation de la douleur a toujours lieu par les variations atmosphériques.

Bains avec grandes douches, boisson.

26 août, la malade accuse toujours une souffrance plus vive pendant le bain.

3 septembre, douleurs moins vives, appétit meilleur, urines très-considérables et déposant au fond du vase une grande quantité de sédiment rouge; la jambe va mieux, la malade peut s'appuyer sur elle sans trop de souffrance.

A partir de ce jour, l'amélioration continue, les digestions sont excellentes; la malade part le 20 septembre. Hier, elle a pu monter sans béquilles l'escalier qui conduit à sa chambre.

RÉFLEXIONS. — Cette guérison, ou du moins cette grande amélioration, a-t-elle persisté? Je ne peux le dire, car je n'ai pas revu la malade; et, du reste, est-il permis d'assurer sérieusement qu'on a guéri pour toujours un rhumatisant? Ce qu'il nous est permis de constater, c'est l'action résolutive et tonique de la médication.

Cette observation confirme l'opinion que j'ai émise plus haut au point de vue du traitement du rhumatisme.

En effet, les eaux minérales agissent dans cette maladie bien plus par leur thermalité que par leur minéralisation, et le choix de la source devra dépendre surtout de la constitution et du tempérament du sujet.

Toutes les fois qu'un rhumatisant sera affaibli, plus ou moins anémique, qu'il se présentera avec du lymphatisme ou de la scrofule, il fera bien de venir demander la guérison de ses rhumatismes à une eau sulfureuse sodique, c'est-à-dire à une médication tonique et reconstituante, comme celle que l'on est certain de trouver à Saint-Honoré.

Notre station thermale est encore une de celles que l'on devra choisir toutes les fois que le sujet sera très-nerveux, très-irritable, et qu'on aura besoin d'obtenir une sédation sérieuse.

Maladies de la peau.

Différentes écoles se partagent l'étude des affections de la peau, et tel malade qui, pour un médecin, est atteint de dartres, peut parfaitement pour un autre ne porter sur lui qu'une affection dépendant d'une diathèse scrofuleuse, arthritique, syphilitique.

Nous reviendrons sur ces discussions, mais disons d'abord qu'il existe pour nous, au point de vue de la médication par les eaux de Saint-Honoré, deux formes bien différentes :

5.

Les affections suintantes;
Les affections sèches de la peau.

Les affections humides sont guéries plus rapidement que les dartres sèches, et ce qui fait surtout la désolation des malades est pour le médecin un gage presque assuré de guérison.

Les eaux de Saint-Honoré jouissent dans la contrée et dans les départements voisins d'une réputation bien grande contre les maladies de la peau, et les gens du pays citent encore certains faits dont ils ont été témoins alors qu'il n'existait que de simples ouvertures sur l'emplacement des puits romains dans lesquels les malades des environs venaient se baigner.

Bacon et Pillien les vantent contre les maladies cutanées et citent des observations à l'appui. Il est fâcheux qu'ils n'aient pas précisé quelle espèce de dartres ils avaient vu guérir. Si l'on en juge cependant par ce que dit le premier de ces médecins, ce serait une affection arthritique qu'il aurait choisie pour faire connaître les vertus de nos eaux ; voici ce qu'il a dit en effet : « M. Martin, vétéran, demeurant à Château-Chinon, était rongé de *dartres et rempli de douleurs*. Après avoir employé beaucoup de remèdes et pris les eaux minérales d'Aix-la-Chapelle, il a été obligé d'avoir recours à celles de Saint-Honoré dont il a obtenu une entière guérison. »

Pillien cite un cas de dartres squammeuses humides, ce qui prouverait assez qu'à cette époque comme aujourd'hui c'était encore dans ces cas que l'on obtenait les plus beaux succès : « M. de T., dit-il, âgé de soixante-sept ans, avait contracté l'habitude du plaisir et de l'exercice, lorsque des circonstances le forcèrent à vivre dans la retraite et l'isolement. Les fonctions de la digestion et de la transpiration ne tardèrent pas à éprouver l'influence de ce nouveau régime. Des démangeaisons très-vives se firent bientôt sentir aux deux mollets, où parurent en peu de temps deux larges dartres *squammeuses humides*.

Différents remèdes avaient été employés. M. de T. ressentait des douleurs atroces et des démangeaisons insupportables lorsqu'il se rendit à Saint-Honoré ; il y prit les eaux sous toutes les formes, pendant deux saisons consécutives, et sa guérison fut complète. »

Nous établissons une différence bien tranchée entre la dartre elle-même et les affections de nature rhumatismale, scrofuleuse, qui ne sont que l'expression à la peau, d'une maladie constitutionnelle. Il est bien entendu aussi que nous rangeons à part les prétendues dartres qui ne sont que des affections entretenues par des parasites végétaux ou animaux.

L'eau en boisson, les grands bains, les bains de vapeur, les douches générales, sont employés à Saint-Honoré, et nous avons surtout recours à nos douches locales mobiles, dont nous pouvons varier la forme suivant les exigences que réclame chaque cas en particulier.

N'oublions pas de mentionner ici les immenses services que nous rendent encore nos salles d'inhalation contre les affections de la peau.

J'aborderai ce sujet dans la deuxième partie de ce travail.

Par son action physiologique, l'eau minérale augmente la sécrétion cutanée qui, chez certains sujets, est plus ou moins complétement abolie, abolition qui seule, dans certains cas, est cause d'affections que l'on voit disparaître aussitôt que cette fonction a été rétablie.

Nous sommes loin de penser cependant qu'il soit toujours d'une nécessité absolue de boire de l'eau minérale de Saint-Honoré pour arriver à la guérison des affections psoriques ; les bains sont la partie essentielle du traitement, et après eux viennent les douches générales et locales ; mais disons que l'eau prise en boisson est toujours un adjuvant sérieux qu'il ne faut jamais négliger.

Dans toutes les affections cutanées, le traitement externe doit donc marcher de pair avec le traitement interne, et qui plus est, dans certaines maladies de cause externe, le médecin, comme le veut M. Devergie, doit diriger les trois quarts du traitement sur cette cause.

L'emploi de l'eau en bains et en douches ne peut pas être soumis à une règle uniforme. Le

node de balnéation, la température, la durée,
levront varier suivant la maladie à combattre,
e tempérament, la constitution du sujet.

On peut voir quelquefois survenir des améliorations chez des malades atteints d'affections à
l'état aigu, alors qu'on les met cependant en con-
act avec une eau dont les propriétés sont irri-
antes ; la légère excitation qui en résulte cède
bientôt, la douleur et le prurit disparaissent et
aissent après eux les plaies marcher vers la cicatrisation. Cette action thérapeutique des eaux
de Saint-Honoré a du reste été remarquée pour
les eaux d'Uriage par M. Gerdy. « Cette manière
d'agir s'explique, dit-il, par la composition chimique de l'eau qui réunit les propriétés sulfureuses et celles de l'eau de mer. Les lotions avec
l'eau de mer ou de l'eau salée ont une influence
répressive ou résolutive assez prononcée sur
beaucoup d'irritateurs de la peau. Les lotions
d'eau sulfureuse aussi calment souvent les éruptions cutanées. Il n'est donc pas étonnant qu'une
eau à la fois sulfureuse et salée agisse sous ce
rapport d'une manière énergique. »

Lorsque l'excitation produite au début du traitement par les eaux de Saint-Honoré devient
trop forte, nous nous trouvons bien des bains de
la source des *Romains*.

Cette eau, moins sulfureuse ou du moins contenant une quantité moindre d'hydrogène sulfuré, ne tarde pas à ramener le calme, et nous

pouvons alors revenir sans danger aux bains de
la *Crevasse*.

Il n'est pas rare de voir les malades après
quelques bains se croire radicalement guéris et
s'abandonner à la joie que leur cause un succès
si prompt, mais il faut alors avoir bien soin de
les prévenir que cette guérison n'est qu'apparente, et le résultat vient confirmer nos prévi-
sions, car une recrudescence est presque toujours
la règle, et ce n'est que petit à petit que la maladie revient à une guérison définitive. Il est
bien entendu qu'il faut tenir compte du genre de
l'affection et de son ancienneté.

La durée du traitement de ces sortes d'affections est trop courte, dans l'immense majorité des
cas. Comme je l'ai dit, faire une saison, ce qui
représente pour les malades de vingt à vingt-cinq
jours, paraît toujours suffisant, et nous avons
grand'peine à faire comprendre qu'il ne peut
rien y avoir de fatalement arrêté.

D'un autre côté, il faut bien tenir compte de
la saturation minérale qui n'a rien de limité dans
son évolution, mais qui, alors qu'elle s'est mon-
trée, nécessite forcément un repos qui varie encore suivant les individus.

La douche, en agissant localement sur certaines
maladies de peau et d'une manière générale sur
la constitution tout entière, est souvent employée
à Saint-Honoré ; comme pour le bain, c'est la
maladie elle-même, c'est l'idiosyncrasie du sujet

qui en font modifier la température, la durée, la force.

Les douches locales mobiles, promenées sur les surfaces malades, ont sur les grandes douches l'avantage d'envoyer sur les parties elles-mêmes une eau qui sort directement de la source, et qui par conséquent n'a point été désulfurée par l'élévation artificielle de sa température.

Au tube de caoutchouc peuvent se visser différents appareils suivant les besoins du malade et les indications du médecin.

OBSERVATION VI. — *Eczéma de la face et du cou ; prurigo de la vulve. Guérison.*

Mme X..., tempérament nerveux lymphatique, faible constitution. Pas d'hérédité ; a eu dans sa première enfance de l'impétigo au cuir chevelu, mais jamais rien à la face.

Les règles irrégulières n'ont jamais été représentées que par un léger écoulement à peine coloré.

Il y a cinq ans environ, Mme X... a eu sur e cuir chevelu une éruption de courte durée.

Il y a dix huit mois, la face et le cou ont été recouverts de plaques eczémateuses.

Arrivée à Saint-Honoré le 10 juin 1869, Mme X..., outre les accidents dont je viens de parler et qui la défigurent complétement, est atteinte d'un prurigo très-douloureux à la vulve et d'une constipation opiniâtre.

Bains avec douche locale mobile ; boisson.

20 juin, il existe déjà une grande amélioration, les elles sont devenues régulières.

30 juin, Mme X.... quitte l'établissement en parfait état de santé et n'ayant absolument plus rien ni sur le cou ni sur la face. Les règles ont paru plus abondantes et plus colorées que d'habitude.

En 1870, Mme X.... revient à Saint-Honoré le 11 juin. Elle me dit avoir passé un excellent hiver, avoir été bien mieux réglée, et, chose qu'elle n'avait jamais éprouvée depuis le début de sa maladie, l'exercice a toujours été suivi d'une transpiration facile. Elle attend son époque vers le 13.

15 juin, réglée deux jours et abondamment.

Partie parfaitement portante le 25.

RÉFLEXIONS. — Cette observation prouve les bons effets de nos eaux, et contre l'eczéma lui-même et contre l'aménorrhée qui était très-probablement le point de départ de l'affection de la peau. Nous voyons de plus la médication sulfureuse rétablir en peu de jours la sécrétion cutanée abolie presque complétement chez cette intéressante malade.

Au point de vue de ces dernières modifications, voici encore une observation très-probante.

OBSERVATION VII. — *Eczéma des bras et des épaules. Guérison succédant aux retours des règles.*

Mme de X..., cinquante ans, assez belle constitution, s'est toujours bien portée.

Il y a cinq ou six ans, une éruption vésiculeuse très-discrète a paru sur les bras et les épaules.

La ménopause est arrivée sur ces entrefaites, et l'éruption a considérablement augmenté.

A chaque variation atmosphérique, Mme X.... est prise de douleurs rhumatismales très-vives dans l'épaule et le bras gauches.

Arrivée à Saint-Honoré le 8 août 1868.

Bains, boisson.

28 août, *les règles supprimées depuis six mois reparaissent avec abondance.*

5 septembre, Mme X.... quitte Saint-Honoré n'ayant plus rien ni sur les bras ni sur les épaules.

OBSERVATION VIII. — *Eczéma généralisé. Guérison.*

M. B..., de la Nièvre, soixante-quatre ans, forte constitution, tempérament sanguin, dit avoir eu la gale il y a trente ans et avoir toujours ressenti quelques démangeaisons depuis cette époque.

Aujourd'hui, le corps est couvert presque complètement de squammes grisâtres plus ou moins épaisses et imbriquées les unes sur les autres. C'est depuis le mois d'octobre que la maladie présente les symptômes généraux les plus graves : insomnie, inappétence, abattement général. M. B.... est souvent forcé de se lever la nuit et de s'exposer au froid pour diminuer le prurit qui le prive de sommeil.

Arrivé le 28 mai 1868.

Bains, boisson, douches de vapeur, grandes douches.

10 juin, partout où la démangeaison était la plus vive, il existe aujourd'hui une véritable décoloration de la peau ; mais le prurit a complétement disparu.

18 juin, M. B.... quitte Saint-Honoré sans traces de son affection de peau et rien ne peut donner une idée du contentement de ce malade que je n'ai plus revu depuis.

OBSERVATION IX. — *Impétigo de la face chez une malade atteinte de bronchite chronique. Guérison de l'affection de peau.*

Mlle B..., vingt-six ans, lymphatique, constitution faible, issue de cousins germains; la mère est atteinte d'eczéma. Pendant son enfance, Mlle B.... a été bien portante; ses frères et sœurs sont morts.

Il y a six ans, l'affection, débutant par la figure, n'a duré que huit jours à l'état confluent, et il n'est resté que quelques pustules éloignées les unes des autres.

Arrivée le 26 juin 1869.

ÉTAT. — Outre la bronchite, dont nous n'avons pas à parler ici, Mlle B.... présente sur la lèvre supérieure du. côté droit des croûtes d'impétigo desséchées, rugueuses et entourées d'un cercle légèrement inflammatoire. Quelques fissures laissent écouler un liquide séro-purulent.

Les règles sont décolorées et en très-petite quantité.

Inhalations, boissons, bains.

Mlle B.... quitte Saint-Honoré le 22 juillet, complétement débarrassée de son impétigo.

OBSERVATION X. — *Psoriasis guttata généralisé. Guérison.*

M. P..., onze ans, constitution très-faible, tempérament nerveux, lymphatique. Pas d'hérédité; a été atteint depuis trois ans de deux pneumonies, et c'est après leur guérison que l'on constate le début de l'éruption.

Aujourd'hui, tout le corps est recouvert de plaques squammeuses isolées, circulaires, présentant, avec un léger épaississement de la peau, les dimensions d'une pièce de un franc.

Arrivé à Saint-Honoré le 25 juin 1867.

Bains, douches de vapeur, douches écossaises, boisson.

Parti le 20 juillet avec une amélioration très-sensible.

En 1868, le 23 juin, M. P.... revient à Saint-Honoré. L'état général est meilleur, les plaques de psoriasis ont disparu sur le tronc et les bras, les jambes seules en présentent encore quelques-unes.

Bains, boisson, douches, piscines.

Parti très-bien guéri le 15 juillet.

RÉFLEXIONS. — Malgré le beau résultat obtenu chez ce malade, il faudrait bien se garder de conclure qu'il en est toujours ainsi dans pareils cas.

Le psoriasis est une affection difficile à déraciner, et si nous avons obtenu des guérisons à Saint-Honoré, il nous est arrivé aussi de voir repartir des malades chez lesquels nous ne pouvions constater qu'une amélioration légère.

Disons encore que, dans des affections pareilles, les malades devraient continuer plus longtemps qu'ils ne le font habituellement une médication puissante, il est vrai, mais qui nécessite, au point de vue du psoriasis surtout, un traitement plus long et que l'on devrait renouveler pendant plusieurs années.

OBSERVATION XI. — *Pemphigus siégeant sur les bras et les jambes. Guérison.*

Mme V..., trente ans, tempérament nerveux, faible constitution, pas d'hérédité, a trois enfants dont la santé est excellente.

Il y a sept ans, elle a vu survenir sur les jambes de petites bulles remplies de sérosité citrine, et cet état a duré jusqu'après sa dernière couche, il y a deux ans. Depuis cette époque, les mêmes accidents sont survenus sur les bras et les mains. La desquammation se fait par plaques.

Depuis trois mois, il existe une diarrhée presque continuelle, les forces diminuent chaque jour, les règles sont presque nulles, les pertes blanches considérables; il n'y a pas d'appétit, et une odeur infecte accompagne la malade.

Arrivée le 30 mai 1868.

Bains, boisson.

2 juin, Mme V... me dit qu'elle a eu quelques crachats sanguinolents. Je ne trouve rien à l'auscultation, et prescris une douche révulsive sur les pieds, après le traitement de la journée.

3 juin, il n'y a plus de sang dans les crachats.

5 juin, la malade se trouve mieux, l'appétit revient et les forces avec lui.

14 juin, l'éruption a disparu; il ne reste que quelques bulles sur les poignets.

22 juin, les règles paraissent.

26 juin, les règles ont cessé ce matin; elles ont été bien plus abondantes que d'habitude.

29 juin. Mme V... va très-bien, l'appétit est excellent, plus de pertes blanches.

2 juillet, Mme V.... quitte Saint-Honoré parfaitement portante et n'ayant plus que quelques traces des dernières éruptions.

Réflexions. — Voilà, certes, une guérison très-heureuse survenue chez une dame déjà bien affaiblie. Nous devons avouer que nous avons eu à traiter plusieurs cas de pemphigus chronique *généralisé*, et que le traitement a complétement échoué.

OBSERVATION XII. — *Pityriasis du cuir chevelu, de la face et du tronc. Guérison.*

Mme F..., quarante ans, lymphatique, faible constitution, sans hérédité connue, a été prise, il y a dix ans, de pityriasis du cuir chevelu.

Depuis deux ans, l'affection a gagné la face et les

parties sexuelles ; les règles ont diminué de quantité et de qualité depuis une année surtout.

Arrivée le 11 septembre 1867.

Bains, boisson, douches de vapeur.

10 octobre, Mme F.... quitte Saint-Honoré complétement débarrassée de son pityriasis.

Nous avons eu à traiter un grand nombre de cas pareils, et, dans la grande majorité des cas, les résultats de la médication ont été excellents.

OBSERVATION XIII. — *Couperose de nature probablement arthritique. Guérison.*

Un certain nombre de malades atteints d'acné rosacéa ou de couperose sont venus demander à nos eaux la guérison de cette infirmité. Nous en avons vu guérir plusieurs après deux ou trois saisons passées à Saint-Honoré.

L'observation suivante a trait à la dernière malade que nous avons eu à soigner l'année dernière, pour une affection pareille, et qui a été guérie après 28 jours de traitement.

Mme de X.., cinquante-cinq ans, tempérament lymphatique, sanguin, ménopause il y a cinq ans, a eu dans sa jeunesse quelques pustules d'acné.

Aujourd'hui, le nez tout entier est recouvert d'une plaque de couperose caractérisée par une rougeur foncée assez nettement limitée et accompagnée de prurit.

Pendant quelques mois, madame de X.... a eu de l'enflure aux deux jambes, et, depuis sa disparition, la coloration du nez est devenue plus foncée.

L'état général laisse à désirer : inappétence, digestions difficiles, envie continuelle de dormir. Un peu de toux le matin, au réveil.

Début du traitement, le 1er septembre 1871.

Inhalations, bains, douches révulsives, boisson.

Mme de X.... quitte Saint-Honoré le 28 septembre.

L'état général est bon, l'appétit est revenu, la tête moins congestionnée.

La coloration du nez est à peine visible, il n'y a plus de prurit.

En mars 1872, j'ai eu l'honneur de voir Mme de X..., que j'avais engagée à continuer chez elle l'usage de l'eau de Saint-Honoré, et qui est complétement débarrassée de sa couperose.

RÉFLEXIONS. — Voilà un bien beau résultat. Avions-nous affaire à une affection arthritique? Les symptômes sembleraient l'accuser, et cependant nous sommes tentés de croire qu'il faut tenir grand compte de la constitution lymphatique du sujet. Notons aussi que cette affection, dont nous avons obtenu la guérison complète, est très-tenace et, suivant Bazin, fait le désespoir du malade et du médecin.

Maladies de la matrice.

Le rôle immense que joue la matrice dans la physiologie et la pathologie de la femme doit faire pressentir les nombreuses maladies qui peuvent assaillir cet organe, et nous croyons pouvoir dire, sans crainte d'être démenti, que ces affections deviennent plus nombreuses chaque jour.

Il nous serait impossible, sans sortir des limites de ce travail, de prouver ce qui pour nous est de la dernière évidence, que tout concourt à les augmenter. Il faudrait pour cela passer en revue les modificateurs physiques et moraux qui agissent sur la femme, depuis la puberté jusqu'à la ménopause, montrer les causes sérieuses de maladies qui résultent de certaines habitudes de la vie, des infractions à l'hygiène, etc. Nous ne pouvons que donner ici un aperçu sommaire de quelques affections heureusement traitées par nos eaux.

Aménorrhée. Dysménorrhée. — J'ai dit, en parlant de l'action physiologique des eaux de Saint-Honoré, qu'elles activaient la menstruation ; c'était assez faire prévoir leur utilité dans les cas qui nous occupent.

Au moment de la puberté, cette fonction qui domine la pathologie de la femme ne s'établit pas toujours d'une manière régulière, aussi voit-on souvent des affections sérieuses naître à cette époque de la vie.

Les bains, l'eau en boisson, les douches ne tardent pas à être suivis d'un heureux résultat en reconstituant la malade, en augmentant la richesse du sang, en même temps qu'une poussée plus efficace vient se faire vers les organes.

Dans un grand nombre de maladies la suppression des menstrues est toujours l'indice d'une aggravation, de même que le retour de la fonction est certainement le point de départ d'une amélioration notable, sinon d'une guérison complète.

Il peut arriver qu'à la suite d'une imprudence

pendant l'époque menstruelle, la femme voie tout à coup le sang se frayer une autre route. C'est habituellement par les muqueuses que se fait cette hémorrhagie supplémentaire, et si l'écoulement du sang n'est pas la suite de cette déviation, toujours est-il qu'une congestion sérieuse en est la conséquence et peut amener après elle des affections graves pour celui des organes qui a été atteint.

Cela est d'autant plus facile à comprendre que c'est toujours vers l'organe qui présentait déjà un surcroît de vitalité que se fait la congestion.

Nous avons observé à Saint-Honoré bien des cas pareils à ceux que nous signalons ici et nous les avons toujours vus céder avec le retour de la fonction supprimée ou déviée. Ainsi bon nombre de prétendues laryngites, accompagnées chez de jeunes filles d'une extinction plus ou moins complète de la voix et survenant à la suite d'une diminution de l'écoulement menstruel, ne sont pas autre chose que de simples congestions de la muqueuse laryngienne ; la laryngoscopie en donne la preuve évidente. Que les règles, à la suite du traitement minéral, soient augmentées, l'on voit bientôt la coloration foncée de la muqueuse disparaître et, avec le retour de la voix, les cordes vocales elles-mêmes qui participaient à cette rougeur congestive, reprendre leur coloration première.

Leucorrhée. — C'est une affection extrême-
ment commune qui paraît être habituelle chez
les femmes lymphatiques, et chez celles surtout
qui habitent les grandes villes.

Incommodes d'abord, ces pertes peuvent avoir
pour résultat des ulcérations graves et un engorgement de la matrice elle-même.

Outre ces accidents locaux, les flueurs blanches
ont parfois un fâcheux retentissement sur l'organisme entier. Les malades tombent alors dans
un état de langueur suivi bientôt du trouble des
organes digestifs. L'estomac devient souffrant,
l'appétit capricieux, et avec l'anémie paraissent
des névralgies qui font le désespoir de la malade
et du médecin.

Un traitement sulfureux local et général agit
directement sur les parties malades, en même
temps qu'il s'adresse à la constitution elle-
même.

Le changement de climat, des habitudes nouvelles, des journées bien remplies succédant à
une vie oisive, sont autant de causes efficaces qui
viennent s'ajouter à la médication minérale et
soustraire la malade aux conditions au milieu
desquelles avait paru la maladie.

Affections nerveuses. — L'eau hyposthénisante
de Saint-Honoré est encore d'un utile emploi
contre ces affections qu'il suffit de connaître
pour comprendre toute l'importance de leur

guérison. Les névralgies, les viscéralgies, les névroses même peuvent être la conséquence d'une affection de l'utérus.

Si cette affection est sous la dépendance du vice scrofuleux ou herpétique, ce qui arrive fréquemment, l'action directe du soufre viendra s'unir à l'effet sédatif dont nous avons parlé.

Abaissement, déviation. — L'utérus une fois congestionné pèse plus lourdement sur les attaches chargées de le soutenir ; les ligaments perdent de leur élasticité, l'abaissement et la déviation se produisent.

C'est alors que par des douches fortement révulsives et dirigées loin de l'organe malade on arrive à diminuer la congestion et à rendre aux ligaments leur élasticité première.

Tubercules. — Cette affection se remarque presque toujours chez des malades atteintes de tuberculisation pulmonaire ; elle est annoncée par une menstruation irrégulière et douloureuse.

Ce que je dirai bientôt de l'action de nos eaux sur la phthisie en général, montrera les résultats que l'on peut en attendre dans les cas qui nous occupent, à la condition de ne pas venir en réclamer les bénéfices alors que la maladie trop avancée ne laisse plus aucun espoir de guérison.

Stérilité. — Existe-t-il des eaux capables de combattre la stérilité, et comme le dit M. Constantin James, « existe-t-il dans beaucoup d'eaux, en plus de l'action thérapeutique, une sorte d'influence secrète, mystérieuse même, qui se traduit chez quelques femmes par une aptitude spéciale à la fécondation ? » Nous n'avons pas la prétention d'invoquer pour nos eaux une influence pareille, mais nous sommes convaincu de leur efficacité alors que la stérilité tient à une diathèse scrofuleuse, herpétique, à un défaut de menstruation ou à toute autre affection utérine qui rentre dans leur spécialité.

Nous terminerons donc en disant que, tout en ne faisant pas de nos eaux une médication spéciale contre les affections utérines, elles pourront cependant être d'une très-grande utilité quand ces affections auront pour point de départ une des maladies générales qu'elles sont appelées à combattre.

Dans un travail que vient de publier aujourd'hui dans ses annales la Société d'hydrologie, notre savant confrère le docteur Durand-Fardel partage absolument cette manière d'envisager le traitement des affections utérines par les eaux minérales. « Il n'existe pas, dit-il, d'eaux minérales spéciales pour le traitement des maladies de l'utérus. Les spécialisations que la pratique a paru consacrer sur ce sujet ne sont qu'apparentes et ne se rattachent qu'à des circonstances d'appropriation assez secondaires. Mais il résulte des considérations qui précèdent que des eaux miné-

rales de toutes sortes peuvent leur être appli-
quées, du moment qu'elles *se trouvent en rapport,
d'une part avec l'état constitutionnel ou diathésique dominant, d'une autre part avec la susceptibilité fluxionnaire ou névrosique de l'appareil
utérin.* »

OBSERVATION XIV. — *Catarrhe utérin avec engorgement du col et accidents nerveux consécutifs. Grande
amélioration.*

Mme X..., trente-cinq ans, lymphatique malgré une
apparence de constitution très-forte, est atteinte habituellement, et pour les moindres infractions aux règles
de l'hygiène, de bronchites plus ou moins opiniâtres,
d'angines simples ou pultacées, de douleurs rhumatismales, enfin d'accidents utérins caractérisés par une leucorrhée abondante, et de l'engorgement du col accompagné d'ulcérations qui ont été cautérisées déjà plusieurs
fois.

Outre cette grande susceptibilité des muqueuses, un
ébranlement nerveux considérable a été le résultat des
souffrances utérines, et la malade éprouve souvent des
douleurs névralgiques excessivement vives.

Les époques sont représentées tantôt par de véritables pertes, tantôt au contraire par un écoulement peu
abondant et dont la venue est très-douloureuse.

L'appétit est très-capricieux, les digestions difficiles ;
il existe une constipation habituelle.

Arrivée à Saint-Honoré en juin 1868.

Inhalations, boisson ; plus tard, bains avec douches
utérines.

Le traitement, qui a duré trente-trois jours, a été
suivi d'un bon résultat.

L'état général s'est grandement amélioré : les digestions sont devenues plus faciles et l'appétit meilleur, l'engorgement du col est moindre et la leucorrhée a presque complétement disparu.

Les douleurs névralgiques, conséquence de l'engorgement, sont aujourd'hui, au dire de la malade, très-supportables. Enfin, Mme X... a quitté l'établissement très-contente du résultat obtenu, et m'a fait l'honneur de m'écrire l'hiver suivant que ce résultat persistait toujours.

OBSERVATION XV. — *Leucorrhée considérable coexistant avec des troubles pulmonaires. Guérison.*

Tout en ne regardant pas la leucorrhée comme une individualité morbide, je crois devoir conserver ce titre à l'observation suivante, que je recommande à l'attention de mes confrères.

Mme X..., trente-cinq ans, tempérament lymphatique, constitution faible, sans hérédité connue, a eu une enfance maladive et de très-grands chagrins depuis son mariage. Son dernier enfant a été atteint d'impétigo du cuir chevelu.

Il y a quatre ans, sa santé a été fortement altérée et des troubles nerveux se sont manifestés du côté de la digestion, en même temps qu'il survenait pour la moindre cause des rhumes difficiles à déraciner.

A plusieurs reprises, les époques ont été très-abondantes, précédées et accompagnées de pertes blanches qui, bientôt, sont devenues persistantes et très-abondantes.

État, le 1er juillet 1867.— Pâleur de la face, lassitude continuelle, inappétence, constipation, douleur obtuse dans le bassin, susceptibilité très-grande de la muqueuse pulmonaire, rhumes et angines fréquents.

Auscultation. — On trouve une légère diminution du bruit respiratoire en arrière, en haut et à droite.

Inhalations, douches révulsives, bains avec douches vaginales.

15 juillet, les accidents du côté de la poitrine n'ont fait que croître ; la malade tousse plus que d'habitude, et l'auscultation permet d'entendre quelques bulles de râle sous-crépitant humide, là où il n'existait au début que de la diminution du murmure respiratoire.

En revanche, l'écoulement leucorrhéique a sensiblement diminué. Je fais cesser les douches vaginales et continuer les inhalations suivies de douches révulsives sur les pieds.

20 juillet, les accidents du côté de la poitrine ont disparu ; mais *l'écoulement est redevenu ce qu'il était auparavant*.

Le 22, Mme X... quitte Saint-Honoré à peu près dans le même état où elle était à son arrivée, si ce n'est que la lassitude est moindre, l'appétit meilleur et les digestions plus faciles.

En 1868, 20 juin, retour de Mme X...

L'hiver ne s'est pas trop mal passé ; elle s'est enrhumée moins souvent. L'écoulement est toujours très-considérable, et sur ma demande, elle me répond qu'en effet, *il lui a semblé plus abondant alors que la poitrine allait mieux*.

Quelques semaines après avoir quitté Saint-Honoré, elle a eu sur les bras et sur les jambes une éruption passagère qu'on lui a dit être de l'eczéma.

Cette déclaration, jointe à l'espèce de bascule que j'avais déjà remarquée l'année précédente entre l'aggravation des symptômes pulmonaires et la diminution du flux leucorrhéique, fut pour moi un trait de lumière. L'examen étant impossible, je n'en diagnostiquai pas moins un état herpétique d'où dépendait très-probablement la bronchite elle-même.

Cessation des douches vaginales, bains généraux, eau en boisson, inhalations.

28 juin, appétit très-bon, constipation moindre, diminution de l'écoulement *sans aggravation* des symptômes pulmonaires.

8 juillet, le mieux persiste; je conseille à la malade de se reposer quelques jours et de prolonger sa saison, ce qu'elle accepte.

12 juillet, reprise du traitement, l'amélioration augmente progressivement.

24 juillet, Mme X... part relativement très-bien : plus de toux, la respiration est à peu de chose près égale des deux côtés, les pertes blanches ont paru après l'époque, mais n'ont duré que deux jours; on peut dire qu'elles n'existent plus aujourd'hui.

RÉFLEXIONS. — Depuis que je suis inspecteur de Saint-Honoré, c'est la troisième fois que j'observe cette espèce de bascule entre la leucorrhée et un engorgement pulmonaire. Je l'ai remarquée pour la première fois en 1866, chez une dame qui fut prise d'accidents très-graves à la suite de la cessation brusque de ce flux.

Dans ces cas, on ne saurait trop agir avec prudence. Existerait-il un moyen de supprimer brusquement la leucorrhée, que le médecin ne devrait pas s'en servir, et l'emploi des douches vaginales doit être surveillé avec la plus grande prudence.

Syphilis.

Un grand nombre d'opinions ont été émises sur l'opportunité du traitement de la syphilis par les eaux minérales sulfureuses. Certains médecins les préconisent hautement, d'autres les regardent comme sans valeur : il en est même qui vont jusqu'à les croire nuisibles.

Presque tous cependant s'accordent à leur

reconnaître la propriété de rappeler un virus caché, de localiser sur la peau des états morbides vagues de nature syphilitique.

« Nous ne pensons pas, nous ne voulons pas faire croire, dit Bordeu, que nos eaux guérissent les maux vénériens. » Et cependant avant de se prononcer aussi catégoriquement, on pourrait reprocher au célèbre médecin d'avoir écrit plusieurs observations de syphilis qui, selon nous, sont en contradiction complète avec les conclusions que je viens de citer.

Dans mon travail sur les eaux sulfureuses de Guagno, je disais : « Loin de regarder le traitement minéral comme favorable, nous le regardons comme dangereux. » En effet, tous les malades qui, pendant la saison, ont été soumis soit au traitement minéral seulement, soit en même temps à une médication antisyphilitique, tous ces malades, dis-je, loin d'en retirer un bon résultat, ont vu leur maladie s'aggraver à un point tel qu'il a fallu suspendre les eaux ; à partir de ce moment, les accidents se sont amendés.

Les observations que nous avons faites à Saint-Honoré sont tout à fait différentes de celles de Guagno, et cela tient, je crois, à plusieurs causes ; d'abord dans les hôpitaux militaires les malades se présentent en général avec de fortes constitutions, ils sont à un âge où les réactions sont vives et où il est par conséquent difficile de *doser* sérieusement la médication thermale employée contre une affection pareille; de plus, le traitement s'adresse toujours à des accidents qui, s'ils ne sont aigus, ne présentent pas du moins ce caractère de chronicité contre lequel les eaux sulfureuses ont le plus de prise.

Tout en ne regardant pas les eaux de Saint-Honoré comme un médicament spécifique, nous pensons qu'elles peuvent être d'une grande utilité :

1° *Comme diagnostic ;*

2° *Comme adjuvant* du traitement chez certains sujets; comme tonique et reconstituant chez les malades affaiblis, ou chez les enfants héréditairement infectés.

1° *Comme moyen de diagnostic.* — Toutes les eaux sont-elles capables de dégager l'inconnu, comme le veut Patissier, ou bien cette propriété est-elle inhérente aux eaux sulfureuses? C'est ce qu'il ne nous appartient pas de décider; toujours est-il que ces dernières, au dire de la plupart des médecins inspecteurs, appellent à la peau des manifestations syphilitiques qu'on ne soupçonnait pas.

« Certaines eaux, dit M. Constantin James, jouissent de la remarquable propriété d'appeler au dehors le virus syphilitique caché profondément au sein des tissus. »

Nous ne craignons pas de placer les eaux de Saint-Honoré au nombre de ces dernières et nous possédons plusieurs observations qui prouvent assez la vérité de notre assertion.

2° *Comme adjuvant.* — Les eaux de Saint-Honoré sont d'une efficacité positive chez certains malades atteints de manifestations syphilitiques.

Je commence d'abord par mettre hors de cause toutes les affections récentes qui, je le crois, seraient au contraire exaspérées par la médication thermale, ce que j'avais observé à Guagno. Mais chez certains sujets d'un lymphatisme exagéré, la médication sulfureuse est d'un heureux concours. Il semble qu'elle donne à l'économie une aptitude nouvelle à se laisser influencer par le traitement spécifique.

C'est donc dans des cas pareils qu'on ne saurait trop méditer le passage suivant du *Guide aux eaux minérales* de M. Constantin James : « Défiez-vous de ces éruptions cutanées que les traitements ordinaires ne peuvent ni guérir, ni même sensiblement modifier. Pour peu qu'il existe quelque antécédent vénérien, vous avez peut-être affaire à une infection générale ; c'est alors que l'épreuve des eaux et surtout des eaux sulfureuses devient une excellente pierre de touche qu'il ne faut pas négliger. »

J'ai vu déjà à Saint-Honoré un certain nombre de personnes atteintes depuis plus ou moins longtemps d'infection syphilitique.

Chez certains malades, un traitement spécifique

avait été bien suivi ; chez d'autres, il avait été négligé. Presque tous portaient des traces plus ou
moins apparentes.

Sous l'influence des eaux que je faisais quelquefois accompagner du traitement en vigueur,
j'ai toujours vu disparaître ou s'amender considérablement ces reliquats morbides.

Au contraire, chez ceux qui ne portaient rien
d'apparent, le traitement sulfureux devenait une
véritable pierre de touche, suivant l'expression
de Constantin James.

Fort de mes observations, je crois être autorisé
à dire aujourd'hui que non-seulement cette
épreuve ne doit pas être négligée, mais qu'il est
du devoir d'un jeune homme précédemment in-
fecté et alors même qu'il semble guéri à tout jamais, d'y avoir recours avant une certaine époque
de sa vie.

Je ne multiplierai pas ici les observations.
Parmi toutes celles que je possède, j'en choisis
une seule qui prouvera suffisamment la puissance de la médication sulfureuse de Saint-Honoré et comme diagnostic de la maladie et comme
adjuvant du traitement spécifique :

OBSERVATION XVI.—*Accidents syphilitiques méconnus et
survenant après un laps de vingt-deux années. Guérison.*

M. X..., quarante-deux ans. lymphatique, arrive à
Saint-Honoré le 1er juillet et me fait appeler le lendemain matin à l'hôtel, où je le trouve couché. Il souffre ;

me dit-il, depuis longtemps, de *douleurs rhumatismales* très-vives dans les deux membres inférieurs, et ne peut marcher qu'à l'aide de deux béquilles. Ces douleurs sont sourdes, profondes, semblent fixées dans la profondeur des os et sur tout leur trajet.

Le malade n'a pas remarqué qu'elles soient plus vives la nuit que le jour; les jambes sont assez tuméfiées pour rendre difficile l'examen des tibias, et cependant il me semble trouver sur ces deux os quelques inégalités; les ganglions cervicaux ne sont point engorgés.

Comme il ne m'était pas possible, en ce moment, de lui faire les questions que j'avais à lui adresser, je revins l'interroger alors qu'il était seul.

Ses réponses furent catégoriques; il n'avait jamais rien eu de syphilitique pendant sa jeunesse, et depuis son mariage, qui datait de quinze ans, sa conduite avait été très-régulière.

Je conseillai des bains, de l'eau en boisson, et j'observai.

10 juillet, le malade a désiré me voir avant de prendre son bain; il se plaint d'embarras à la gorge, dans laquelle je ne constate que de la rougeur.

L'état des jambes est à peu près le même; mais les douleurs sont plus vives que jamais. Le malade se désespère. A la palpation, les saillies osseuses me paraissent plus évidentes sur les tibias. Je renouvelle mes interrogations. Je prie le malade de remonter aussi loin que possible dans sa vie de jeune homme, et il finit par me dire qu'il y a vingt-deux ans, il était militaire alors, le médecin du régiment le fit entrer à l'infirmerie pendant une quinzaine de jours pour un *échauffement* qui n'avait rien de spécifique; et puis, me dit-il avec assurance, il y a de cela vingt-deux ans.

Même traitement; le malade est mis, de plus, à l'usage de l'iodure de potassium.

Le 20 juillet, c'est-à-dire dix jours après une médi-

cation sulfureuse combinée avec un traitement par l'iodure de potassium, M. X... se promenait sans canne
dans le parc de l'établissement.

J'ai tenu à donner ici cette observation, qui date déjà
de loin, pour prouver les heureux résultats de la médication sulfureuse de Saint-Honoré, au point de vue du
diagnostic et du traitement de ces syphilis larvées qui,
malheureusement, sont bien souvent méconnues.

DEUXIÈME PARTIE

AFFECTIONS

DES VOIES RESPIRATOIRES

Des salles d'inhalation.

On confond trop souvent le traitement qui consiste à respirer un air chargé de gaz naturellement produit par les sources, et celui qui, au contraire, réside dans l'inhalation des vapeurs forcées s'échappant d'un générateur et n'entraînant rien ou presque rien des principes qui constituent l'eau minérale qui a servi à les former. Nous voyons d'un côté l'inhalation telle que nous la pratiquons à Saint-Honoré, et de l'autre une étuve dont les effets thérapeutiques diffèrent complétement.

Historique. — Au début de l'installation des

thermes de Saint-Honoré, on pensa à utiliser l'énorme quantité d'eau fournie par les puits romains, et ce fut au-dessus de ces puits que l'on construisit les salles d'inhalation.

Voici la description qu'en faisait notre confrère Allard à la *Société d'hydrologie*, dans la séance du 5 janvier 1857 :

« Les trois salles d'inhalation de Saint-Honoré s'élèvent au-dessus de grands réservoirs au fond desquels se voient encore les puits creusés par les Romains, et d'où émergent les sources dites de la *Marquise* et des *Romains*. L'eau minérale, abandonnée à sa température native de 31 degrés centigrades, laisse dégager des vapeurs par de grandes bouches, dans les salles où se réunissent les malades. Ce sont donc, selon la nomenclature de M. François, des vapeurs spontanées. Leur température, à la bouche même, est de 27 à 29 degrés centigrades, et dans la salle la température oscille entre 20 et 22 degrés. Les vapeurs, très-visibles en hiver et dès qu'un refroidissement de l'atmosphère provoque leur condensation, ne s'aperçoivent pas en été. Elles rendent légèrement humides les vêtements et le linge des personnes qui y séjournent quelque temps, sans que pour cela on soit obligé de changer de vêtements en sortant, ou même d'en prendre de spéciaux pour venir à la salle. Les vapeurs altèrent pourtant les livres et les linges qu'on y laisse. Ces objets se mouillent, se couvrent de taches

noires, et finissent à la longue par être tout à fait
hors d'usage. Sur les vitres et sur les murs se
voient ordinairement de petites gouttes d'eau
qui se détachent de temps en temps du plafond
couvert, ainsi que les murs, de nombreuses
taches jaunes, de champignons et de conferves,
sous forme d'arborescences brunes. Quand on
entre dans la salle d'inhalation, l'odeur sulfureuse est très-peu sensible, et ne devient très-
manifeste qu'à mesure qu'on s'approche des
bouches et surtout qu'on se penche sur celles-ci. »

La quantité d'hydrogène sulfuré contenu dans
les salles d'inhalation était donc à peine appréciable à cette époque, alimentées qu'elles étaient
par les vapeurs qui s'échappent spontanément de
la surface de l'eau contenue dans le réservoir des
Romains et mise en communication avec la salle
par de larges ouvertures.

Il existait un autre inconvénient, remarqué
par M. Allard. C'était un courant d'air qui s'éta-
blissait des salles au réservoir et réciproquement,
et qui diminuait la quantité et la vitesse de dégagement des gaz. M. Jules François y remédia en
construisant des cloisons dans le réservoir, de
manière à simuler de véritables puits, qui viennent s'ouvrir encore aujourd'hui au niveau du
sol des salles d'inhalation.

En 1859, on eut l'heureuse idée de faire arriver le trop-plein de la source de la *Crevasse* dans
un des puits de la salle, qui fut alors alimentée

par les deux sources, et l'on vit immédiatement augmenter la quantité d'hydrogène sulfuré.

« La salle d'inhalation est la partie la plus intéressante de l'établissement de Saint-Honoré, » disait, en 1859, M. le Dr Allard.

État actuel. — Comme je l'ai déjà dit en décrivant l'établissement, la salle d'inhalation, où l'on arrive par un escalier de huit marches, haute de 4 mètres 75 centimètres, a 11 mètres de largeur sur 7 de profondeur. Elle est éclairée à l'est par deux fenêtres et un vitrage à l'ouest. A gauche, elle communique avec les vestiaires, et à droite, par deux grandes portes, avec la salle de pulvérisation.

De chaque côté de la salle, et situées de manière que l'on puisse s'asseoir ou se promener, se trouvent deux ouvertures en forme de puits de 2 mètres de profondeur sur 1 mètre 50 centimètres de largeur ; il est facile, à l'aide de bouches ménagées dans les parois, d'y recevoir une quantité plus ou moins considérable de l'eau des *Romains*, dont les réservoirs entourent les puits de tous côtés. Du milieu des puits s'élève, à une hauteur de 80 centimètres, un tuyau de 8 centimètres de diamètre amenant directement l'eau de la *Crevasse*.

Au-dessus de ce tuyau peuvent se visser deux appareils différents, que j'ai fait construire pour diviser l'eau autant que possible, et avoir par conséquent, avec une quantité de liquide relativement faible, une abondance considérable d'hydrogène sulfuré. Le premier de ces appareils est simplement une boule creuse de 30 centimètres de diamètre, dont la partie supérieure est percée de plusieurs rangées de trous très-petits.

L'eau, partant d'un niveau supérieur, est divisée en mille jets qui, s'élançant de la boule, viennent retomber, en se désulfurant, sur les parois du puits.

Le second appareil est plus compliqué ; mais je suis tellement enchanté des résultats que j'en obtiens, que je suis persuadé, qu'une fois connu, il sera d'un grand secours dans les établissements thermaux qui n'ont qu'une faible quantité d'eau à employer pour les salles d'inhalation.

Cet appareil se compose, comme le premier, d'une boule d'environ 30 centimètres de diamètre ; de la circonférence de cette boule partent horizontalement huit tubes de 4 centimètres de largeur sur 4 de diamètre.

Ces huit tubes se subdivisent eux-mêmes chacun en deux autres de 2 centimètres de diamètre sur 30 de longueur, qui, s'éloignant d'abord l'un de l'autre, se recourbent et tendent à se réunir après avoir formé un cercle incomplet. Leurs orifices, de 4 millimètres, se trouvent en face l'un de l'autre, et sur le même plan, à une distance de 8 centimètres environ.

L'eau sulfureuse, après avoir rempli la boule, arrive dans chacun de ces couples, et sort avec d'autant plus de force, que le niveau d'où elle arrive est plus élevé. Les deux jets, se rencontrant, forment alors une nappe d'eau circulaire et perpendiculaire aux tuyaux qui la forment.

Nous obtenons ainsi huit de ces nappes, d'environ 30 centimètres de diamètre, dont la rotation continuelle, tout en n'exigeant qu'une faible quantité d'eau, n'en remplit pas moins la salle de vapeurs hydrosulfurées. Cet appareil possède, en outre, un avantage grandement apprécié par les malades : c'est de faire peu de bruit et de permettre aux personnes qui sont dans la salle de causer à voix basse, ce qu'il était impossible de faire lorsque l'eau tombait en cascades dans les vasques dont j'ai parlé.

Si l'on veut bien considérer qu'en général les malades qui sont soumis aux inhalations sont atteints d'affections pulmonaires ou laryngiennes, on comprendra aisément les inconvénients d'une causerie qui exigeait une fatigue plus considérable encore que celle de la conversation ordinaire.

Température des salles d'inhalation de Saint-Honoré.

La température des salles d'inhalation, en 1860, variait de 24 à 27 degrés, et était portée quelquefois jusqu'à 30 degrés, lorsque le nombre des malades était considérable.

Je n'ai pas été longtemps à reconnaître que certains accidents qui enrayaient le traitement, qui forçaient quelquefois à suspendre les séances d'inhalation, et, ce qui est bien plus grave, que certaines hémoptysies étaient le résultat d'une congestion pulmonaire provoquée par l'inhalation d'air trop échauffé.

En effet, depuis que j'ai fait disparaître la plus grande quantité de l'eau des *Romains*, et que j'ai obtenu une température moyenne de 18 à 20 degrés, je n'ai point remarqué pareils accidents chez les malades dont j'ai dirigé le traitement, et cependant l'hydrogène sulfuré est en plus grande quantité aujourd'hui dans nos salles qu'il ne l'était autrefois.

Plusieurs auteurs déjà se sont élevés contre l'inhalation des vapeurs trop chaudes. « Il faut se garder, dit M. Durand-Fardel, en élevant la température de l'eau minérale, ou en employant les vapeurs d'une eau minérale thermale à un haut degré, de transformer la salle d'inhalation en étuve. Nous n'avons pas besoin d'expliquer les inconvénients qui pourraient en résulter pour les catarrheux et surtout pour les phthisiques. M. Filhol a parfaitement exposé les inconvénients particuliers de la température élevée des vapeurs portées dans l'appareil respiratoire. »

« Condamner les phthisiques au supplice du vaporarium, écrit M. Champouillon dans le *Moniteur des Hôpitaux*, c'est en vérité les condamner à périr victimes du fanatisme insensé des innovations. »

« La température des vapeurs doit être telle, it M. Patissier, que les malades puissent les respirer assez longtemps, sans qu'il survienne de la gêne dans la respiration, ou de la douleur dans le thorax. »

Les malades arrivent à la salle d'inhalation de Saint-Honoré sans être obligés de prendre un costume spécial, et nous leur recommandons simplement, lorsque le temps est humide, de se munir d'un pardessus ou d'un cache-nez.

Je n'ai plus aujourd'hui à combattre de ces bronchites qui étaient autrefois causées par le passage subit d'une température de 27 à 30 degrés à l'air extérieur souvent plus froid.

Je suis loin cependant de dire que l'on peut impunément séjourner dans nos salles d'inhalation, et il faut au médecin qui les ordonne et les surveille une habitude que l'expérience seule peut donner. Il faut aussi tenir grand compte de l'idiosyncrasie des sujets. Il est certains malades chez lesquels les congestions se font avec une facilité telle, que le médecin doit employer une prudence extrême pour administrer un traitement sulfureux. Ces cas sont rares, mais existent cependant.

En me servant presque exclusivement de la source de la *Crevasse*, j'ai délivré nos salles d'inhalation d'une quantité énorme de vapeurs d'eau

que l'on voyait se condenser sur les murs et retomber en gouttelettes du plafond.

D'un autre côté, la quantité d'eau des *Romains*
que nous recevons dans nos puits répand assez de
vapeur pour que l'air soit suffisamment chargé
d'humidité, et que les malades dont la muqueuse
pulmonaire est si susceptible puissent s'y trouver
parfaitement.

Nous sommes aujourd'hui à Saint-Honoré dans
les conditions telles que les désirent les auteurs
du *Dictionnaire des eaux minérales*. « En résumé,
disent-ils, le mode d'inhalation que nous croyons
généralement préférable près des eaux sulfureuses est l'inhalation de l'hydrogène sulfuré de-
pouillé d'un excès de vapeurs d'eau. »

Effets physiologiques.

Au début de ma pratique thermale à Saint-Honoré, j'avais été frappé de la contradiction qui
existait entre les propriétés stupéfiantes bien reconnues de l'acide hydrosulfurique, et les effets
congestifs que je voyais souvent se produire sous
mes yeux chez les malades soumis aux inhalations
de ce gaz.

Je ne veux pas parler des effets consécutifs à
de fréquentes inhalations, à la saturation minérale qui se manifeste, comme chacun sait, par
une excitation facile à comprendre, mais d'une

excitation sur place, si je peux m'exprimer ainsi.

La lecture des auteurs les plus estimés laissait encore mon esprit en suspens, et je fus forcé d'avoir recours à l'observation et à des expériences que je fis sur moi-même.

Voici aujourd'hui comment je considère les effets physiologiques des inhalations sulfureuses de Saint-Honoré. Je les divise en trois périodes :

1re période, ou *période de sédation;*

2e période, ou *période de retour ;*

3e période, ou *période d'excitation.*

Je vais tâcher de faire comprendre la différence qui existe entre ces trois temps de l'inhalation.

En entrant dans nos salles, on sent une forte odeur d'hydrogène sulfuré, qui par la plupart des malades est parfaitement supportée. On ne tarde pas à ressentir un certain bien-être caractérisé par une respiration plus calme, qui semble plus facile, et une diminution dans le nombre et la force des pulsations artérielles. Une douce moiteur se répand sur tout le corps, c'est l'action sédative, hyposthénisante, que j'appelle la première période de l'inhalation.

Après un certain temps, qui varie suivant les sujets, et qui en général est de quinze à trente minutes, les mouvements inspiratoires tendent à revenir à leur type normal, et les battements du pouls reprennent petit à petit, en nombre et en intensité, ce qu'ils avaient perdu d'abord. J'appelle ce temps de l'inhalation la deuxième période, ou période de retour. La troisième période, ou d'excitation, suit de très-près la première ; elle est caractérisée au début par de la pesanteur à la tête qui, faible d'abord, augmente au point d'amener une véritable céphalalgie que j'ai vue accompagnée de vertiges.

Une légère excitation, caractérisée par de la sécheresse et des picotements à l'arrière-gorge, ne tarde pas à provoquer quelques accès de toux sèche et fatigante qui, bientôt, chez certains sujets sanguins, serait suivie d'hémoptysie s'ils continuaient l'expérience.

Les pulsations augmentent d'intensité et de nombre. La face se congestionne, et il est nécessaire d'avoir recours à des révulsifs sur les extrémités inférieures pour rétablir un équilibre qu'on n'obtient pas toujours facilement ; la céphalalgie surtout persiste quelquefois toute la journée.

Il va sans dire que ces effets ne sont pas d'une exactitude mathématique, et que le passage d'une période à une autre, de la sédation à l'excitation, demande un temps plus ou moins long suivant l'idiosyncrasie des sujets, l'affection dont ils sont atteints, l'habitude qu'ils ont de la salle d'inhalation, les dispositions dans lesquelles ils se trouvent, etc.

Certains malades ne peuvent pas supporter la salle d'inhalation sulfureuse plus de quelques minutes ; j'en ai vu d'autres y passer plusieurs heures et, qui plus est, ne respirer librement qu'au milieu de cette atmosphère chargée des principes minéralisateurs de nos eaux. Je tâcherai plus loin d'expliquer cette immunité en parlant de l'action de l'hydrogène sulfuré lui-même sur la muqueuse pulmonaire. Hâtons-nous de dire que, dans ce dernier cas, cette exception aux règles que je viens de poser est souvent le résultat de nombreuses inhalations antérieures.

Les effets physiologiques que je viens de décrire ne sont pas les seuls produits par l'inhalation des vapeurs contenues dans nos salles, et j'aurai à parler de la saturation minérale, résultat de l'absorption pulmonaire, en traitant des effets thérapeutiques de cette médication.

J'ai dû naturellement me demander quelle était la cause des différentes périodes que je viens de décrire, pourquoi l'inhalation produisait d'abord sur l'organisme un effet sédatif, et pourquoi à cette hyposthénisation succédait l'excitation.

MM. Trousseau et Pidoux se demandent s'il ne faut pas attribuer ce dernier résultat, qui va quelquefois jusqu'à l'hémoptysie, à l'élévation des lieux où se prennent ordinairement les eaux sulfureuses, « lieux où les crachements de sang sont si fréquents, surtout chez ceux qui, auparavant, habitaient des pays peu élevés au-dessus du niveau de la mer. »

Tout en prenant cette cause en sérieuse considération, je répondrai que j'ai vu survenir des hémoptysies à Saint-Honoré, qui n'est élevé que de 272 mètres, chez des malades qui habitaient le pays même ou les environs.

M. Filhol, dans son traité si justement estimé des eaux minérales des Pyrénées, a voulu trouver, à l'excitation produite par l'absorption de l'hydrogène sulfuré dont les propriétés stupéfiantes sont reconnues par tous les auteurs, une cause simplement chimique et qui paraît admise par la plupart des écrivains hydrologistes.

« L'absorption de l'acide sulfhydrique par les poumons introduira, dit-il, au bout de peu de temps, dans le sang plus de soufre que n'eût pu y en introduire l'absorption par la surface cutanée.

« La première action sera sans doute celle qu'on attribue à l'acide sulfhydrique ; mais bientôt cet acide ayant été décomposé par l'oxygène, du soufre deviendra libre dans le sang lui-même et les phénomènes d'excitation ne tarderont pas à se faire sentir. »

Qu'il me soit permis de combattre l'opinion de notre savant confrère. Sa théorie paraît, je l'avoue, s'appuyer sur des faits chimiques incontestables. Que l'acide sulfhydrique une fois absorbé se décompose et que le soufre devienne libre dans le torrent circulatoire, cela est possible, mais est-il bien certain que les choses se passent de la sorte ou du moins aussi rapidement que le veut M. Filhol? S'il en est ainsi, où se fait ce travail de décomposition dans le corps, que je veux bien comparer pour un instant à une cornue, mais à une cornue vivante? Les auteurs les plus estimés, Trousseau et Pidoux, par exemple, nous disent que, pris à la dose de 4 décigrammes à un gramme par jour, le soufre ne donne lieu à aucun phénomène remarquable; qu'il faut le prendre à doses fractionnées, de telle manière pourtant qu'il en soit consommé 4 à 8 grammes par jour, pour voir survenir une excitation générale caractérisée par de la fréquence du pouls et de la chaleur à la peau.

Or, quelle quantité de soufre, je le demande, peut se trouver à l'état libre dans le sang d'un malade, qui, après quelques minutes passées à la salle d'inhalation, voit survenir les phénomènes d'excitation dont j'ai parlé?

Voici encore quelques raisons sur lesquelles je m'appuie pour combattre cette opinion.

Un malade est depuis vingt minutes au milieu d'une atmosphère sulfureuse : je suppose, bien entendu, que la période de retour commence après ce laps de temps; il ressent tous les bénéfices de la période sédative de l'inhalation. S'il ne se laissait guider que par le bien-être qu'il éprouve, il serait tenté de prolonger la séance; mais plein de confiance dans son médecin, il ne veut pas dépasser les vingt minutes qui lui ont été prescrites et il sort avec le désir de revenir bientôt.

Il y a bien eu là absorption d'acide hydrosulfurique et, d'après M. Filhol, dépôt de soufre
dans le sang. Où est l'excitation ? Il n'y en a pas.
Au contraire, les pulsations artérielles sont dimi-
nuées et d'intensité et de nombre.

Laissez ce malade dix ou vingt minutes de plus
dans la salle d'inhalation, le pouls deviendra plus
fort, il sentira un peu de lourdeur de tête, de
sécheresse à la gorge, quelques titillations qui
amèneront des accès de toux. Qu'il sorte alors :
après quelques minutes, plus de sécheresse à la
gorge, plus de pesanteur à la tête, le pouls lui-
même aura repris son calme.

Quelle était donc dans ce cas la cause des
accidents qui débutaient ? Le soufre devenu libre
dans le sang ? Mais il faudrait admettre, je crois,
que cette excitation ne céderait point aussi
promptement qu'elle vient de le faire, et qu'il
faudrait que le soufre fût mis hors de la circulation pour voir disparaître les symptômes que je
viens de signaler.

Au point de vue de la saturation par les inhalations minérales, j'admettrai sans peine la
théorie de M. Filhol ; mais je ne crois pas à cette
excitation instantanée, résultat de la décomposition de l'acide sulfhydrique et du soufre devenu
libre dans le torrent circulatoire. Je sais bien que
l'on m'objectera que plus les eaux contiennent
d'acide hydrosulfurique libre, plus elles sont
excitantes ; que l'on remarque souvent une exci-

tation très-grande après un seul bain dans ces conditions.

Je répondrai que je ne nie pas l'action excitante de l'hydrogène sulfuré respiré pendant un certain temps, que c'est la théorie de cette excitation que je recherche, et que dans ce cas même il faut tenir le plus grand compte de la température du bain dans lequel le malade est plongé. M. Niepce a remarqué à Allevard que l'inhalation des vapeurs sulfureuses, à la température de 18 à 20 degrés, calmait les accidents hémoptysiques, et qu'elle les provoquait au contraire si leur température était plus élevée.

Encore un exemple : Un malade, un catarrheux par exemple, va passer, le premier jour de son traitement, trois heures le matin et trois heures le soir, dans une salle d'inhalation sans être incommodé le moins du monde. Que devient alors la théorie de M. Filhol?

On pourra me dire que le sujet est moins sanguin que tel autre malade qui n'aurait pas pu supporter l'inhalation plus d'une demi-heure, que par conséquent les phénomènes d'excitation doivent être plus lents à se manifester. Mais non-seulement il ne se manifeste pas d'excitation, mais encore à la dernière minute le malade ressent les bienfaits du milieu où il se trouve.

L'absorption serait-elle plus difficile que chez le malade auquel nous venons de le comparer ? Non, traitez ces deux malades par les inhalations pendant vingt ou trente jours, la saturation arrivera chez les deux, et peut-être plus promptement chez le catarrheux que chez son voisin.

Nous savons avec quelle rapidité les médicaments sont absorbés ; et si le soufre vient en liberté se mêler à la circulation et l'active, comment se fait-il que des malades puissent, ainsi que je viens de le dire, passer des heures entières sans ressentir la moindre excitation ? Donnera-t-on pour raison que chez certains sujets les poumons sont tellement malades qu'ils absorbent moins vite, le champ de la muqueuse étant moindre ? Je répondrai que ce sont surtout ces grands malades qui doivent être surveillés et chez lesquels l'excitation suit de plus près la période hyposthénisante ; et pourtant, théoriquement parlant, ils ont moins absorbé d'acide hydrosulfurique, et par conséquent une moins grande quantité de soufre serait devenue libre dans le sang.

A quelle cause donc attribuer cette double action bien manifeste de l'hydrogène sulfuré mis en contact avec la muqueuse pulmonaire ?

Voici l'opinion que j'ai eu l'honneur de soumettre à la Société d'hydrologie en 1864, et qui se trouve consignée dans le tome X de ses annales :

L'action excitative de l'hydrogène sulfuré est la conséquence forcée de son action hyposthénisante.

Cette proposition paraît paradoxale; je m'explique.

L'acide hydrosulfurique, mis en contact direct avec les voies respiratoires, agit localement sur le tissu nerveux de ces organes, et d'une manière générale par son action sur le cerveau lui-même.

Par sa propriété stupéfiante, il ralentit les sécrétions qui se font à la surface de la muqueuse, et cette diminution de sécrétions doit amener, si l'inhalation se prolonge, un trouble certain dans la circulation des organes qui en sont privés. C'est alors qu'on voit paraître, comme je l'ai dit, de la sécheresse à la gorge, quelques accès de toux, etc. Prolongez encore l'inhalation, et la grande circulation se ressentant du trouble apporté dans la circulation pulmonaire, l'excitation générale ne tardera pas à paraître.

Cette théorie me paraît d'autant plus rationnelle que j'ai cru remarquer que ce sont précisément les malades chez lesquels l'expectoration est abondante, qui peuvent rester le plus longtemps dans nos salles d'inhalation. Chez les autres au contraire, la période excitative est prompte, l'action stupéfiante de l'acide hydrosulfurique n'ayant à s'exercer que sur une muqueuse dont la sécrétion est à peu près normale.

Effets thérapeutiques.

La connaissance des trois périodes que je viens de décrire, prise pour base et jointe à l'expérience qu'on ne peut acquérir que par bon nombre de traitements antérieurs, sera d'un grand secours pour le médecin, et lui permettra de donner de sages conseils aux malades qui doivent être traités par les inhalations.

Dans bien des cas cependant, ce n'est qu'en avançant avec prudence, en augmentant ou en diminuant la durée pour l'augmenter de nouveau si l'organisme n'en souffre pas, que le médecin peut être utile à ses malades et ne pas acquérir à leurs dépens une expérience qui pourrait leur coûter cher. J'ai vu des malades, ayant voulu se traiter à leur guise ou n'ayant pas suivi ponctuellement les conseils que je leur avais donnés, être pris d'hémoptysies très-difficiles à enrayer et qui, chez un malheureux phthisique, amenèrent une terminaison fatale.

Les malades sont d'autant plus tentés de prolonger leur séjour dans les salles d'inhalation qu'ils ont éprouvé un plus grand soulagement au début, et il faut toute la confiance que le médecin a pu leur inspirer pour qu'ils n'abusent pas de cette médication qui, comme toutes celles qui sont puissantes, peut, mal dirigée, faire d'autant plus de mal qu'elle est capable d'obtenir de plus beaux résultats dans des mains sages et expérimentées.

Comme il est facile de le comprendre d'après ce que je viens de dire, différents effets thérapeutiques peuvent être produits par le séjour dans les salles d'inhalation de Saint-Honoré, et c'est au médecin à savoir les doser, si je peux m'exprimer ainsi, suivant les besoins que présentent ses malades. Je n'enfermerai donc pas dans une même description les effets thérapeutiques qui varieront et deviendront souvent opposés les uns aux autres, suivant le temps que durera la séance. J'y reviendrai en parlant de chaque affection en particulier; mais il 'en est un certain nombre cependant qui se présentent avec une constance telle, que nous pouvons les signaler dès maintenant.

La toux ne tarde pas à se calmer, l'expectoration est rendue plus facile, les crachats sont souvent modifiés rapidement; de jaunâtres, épais, sans aération qu'ils étaient, ils deviennent blancs et mélangés d'air. La peau subit elle-même des modifications importantes. Chez certains malades atteints d'affections anciennes et dont la peau sèche et rugueuse ne remplit plus ou remplit très-mal ses fonctions, on voit bientôt, par le séjour dans nos salles, une douce moiteur couvrir l'enveloppe cutanée et lui rendre son élasticité et sa souplesse première.

La connaissance de ce fait peut, comme je l'ai dit dans la première partie de cet ouvrage, rendre de grands services dans certaines affections herpétiques sèches.

Les malades qui fréquentent nos salles d'inhalation étant en général soumis en même temps à un traitement par l'eau sulfureuse prise en boisson, il est bien difficile de ne pas voir se confondre les effets de ces deux médications ; mais d'un autre côté nous avons vu souvent les avantages de la première ressortir de ce fait : que certains d'entre eux, prenant déjà des bains et buvant l'eau minérale, voient les accidents du côté de la poitrine s'amender surtout à partir du jour où ils sont soumis aux inhalations sulfureuses.

La saturation minérale peut-elle se produire à la suite de l'absorption seule des gaz contenus dans nos salles? Ou plutôt, comme le veulent avec raison les auteurs du *Dictionnaire des eaux minérales,* y a-t-il un moment où les inhalations sulfureuses ne sont plus tolérées par l'organisme?

J'ai dû penser d'abord qu'il était impossible de répondre par l'affirmative, les malades soumis aux inhalations buvant en même temps de l'eau minérale. Aujourd'hui, je peux avec certitude assurer la possibilité de cette saturation. Il arrive, en effet, un moment où les inhalations ne sont plus supportées, et je m'appuie pour avancer ce fait sur certaines observations recueillies sur des malades qui, ne pouvant pas digérer l'eau en boisson, ont été exclusivement soumis au traitement par les inhalations. Comme le dit très-bien M. Sales-Girons, « il se fait dans les bronches, à l'égard des matières médicales qui y pénètrent, une sorte de digestion relativement comparable à celle qui se fait dans l'estomac; le médicament peut entrer par là dans le torrent circulatoire et modifier l'organisme avec au moins autant d'activité et de propriété que s'il passait par les voies digestives. » (*Annales de la Société d'hydrologie,* t. III, p. 521.)

J'ai donné mes soins il y a quelques années à une dame atteinte de catarrhe pulmonaire, qui fit à Saint-Honoré deux saisons entre lesquelles elle dut se reposer près de trois semaines avant de pouvoir reprendre ses séances d'inhalation, qui n'étaient plus supportées.

Ce que j'ai dit dans le cours de ce travail laisse assez voir qu'il existe des contre-indications aux inhalations sulfureuses qu'il ne faut pas négliger; cependant ces contre-indications doivent infailliblement diminuer si l'on veut bien avoir égard au mode d'emploi résultant de la connaissance des effets produits par l'inhalation elle-même.

Je vais maintenant passer en revue les principales affections traitées à Saint-Honoré par l'inhalation des vapeurs sulfureuses. Je ferai suivre chacune d'elles de quelques observations concluantes.

Bronchite chronique catarrhale.

Une grande partie des malades, qui viennent chaque année demander le rétablissement de leur santé aux eaux de Saint-Honoré, sont atteints d'affections des voies respiratoires parmi lesquelles se rencontre assez fréquemment le catarrhe bronchique.

Les auteurs reconnaissent aujourd'hui une différence tranchée entre la bronchite chronique et le catarrhe des bronches, deux affections qui, je le crois, sont différentes en effet, mais dont l'une, le catarrhe, m'a paru presque toujours être une complication de l'autre.

Il est un fait bien certain, c'est que, parmi mes malades de Saint-Honoré, je n'ai eu que rarement à soigner des bronchites chroniques franches, et il était presque toujours facile, en interrogeant et en examinant les malades, de retrouver une cause *diathésique* scrofuleuse, herpétique, plus rarement rhumatismale.

L'une et l'autre de ces maladies constitutionnelles avaient prédisposé le malade à l'inflammation des voies aériennes, et cette inflammation, au lieu de se résoudre, comme elle le fait habituellement chez les sujets à constitution forte, était restée sous l'influence diathésique, de la nature de laquelle elle participait alors.

Rien n'est plus commun dans ces cas que de voir céder une bronchite ou une angine, en même temps que l'on voit apparaître à la peau une manifestation diathésique supprimée depuis longtemps ; et réciproquement, la disparition de l'affection cutanée coïncider avec un catarrhe bronchique.

Le catarrhe bronchique scrofuleux est fréquent à Saint-Honoré, et il n'est pas possible de ne pas le reconnaître, dans la plupart des cas le malade portant les signes les plus évidents de cette maladie constitutionnelle.

Après lui, par ordre de fréquence, nous avons remarqué le catarrhe lié à une affection psorique. Cet état catarrhal, assez fréquent chez les nombreux enfants que l'on conduit à nos eaux, coïncidait avec des gourmes, ou se remarquait chez des sujets dont les ascendants étaient dartreux, ou avaient été eux-mêmes, dans leur enfance, sujets aux affections catarrhales.

Ces enfants à *poitrine grasse* portent en général l'empreinte d'un lymphatisme exagéré, pour qui les observe d'une manière sérieuse. MM. Rilliet et Barthez en ont fait une description frappante de vérité dans leur *Traité des Maladies des enfants*.

« La prédisposition catarrhale, disent ces auteurs, se reconnaît à la mollesse et à l'exhubérance des chairs qui sont bouffies et comme abreuvées de liquide, à la facilité avec laquelle se produisent les écoulements et les flux de toute espèce. Les enfants prédisposés au catarrhe ont donc tous les attributs du tempérament lymphatique ; ils ont d'ordinaire les cheveux blonds, les yeux bleus, les cils longs et recourbés, etc. La prédisposition catarrhale est quelquefois héréditaire ; c'est ainsi que l'on voit la laryngite spasmodique atteindre tous les enfants d'une même famille, et les parents qui ont été sujets dans leur enfance aux maladies catarrhales, les retrouver et les reconnaître chez leurs enfants. »

Cette description, on le voit, se rapporte bien plus aux enfants scrofuleux qu'à ceux atteints d'affections herpétiques. Je la trouve cependant on ne peut plus exacte, soit que ces derniers aient eu leur constitution détériorée par la diathèse strumeuse, soit que l'affection psorique ait eu pour point de départ la scrofule elle-même.

J'ai donné mes soins, en 1862, à une dame atteinte de pityriasis du cuir chevelu, et dont les trois enfants, d'un lymphatisme exagéré, outre les accidents qu'ils présentaient du côté de la peau, étaient atteints, l'un d'une angine chronique, les deux autres de bronchite catarrhale.

Il n'est pas aussi facile de reconnaître si la bronchite est sous la dépendance de l'état rhumatismal : cependant, la coïncidence avec cet élément morbide, l'espèce de bascule qui s'établit

souvent entre les différentes sortes de manifestations de cette maladie, permettent de reconnaître
l'origine de l'affection des voies respiratoires.
Quand je dis origine, j'exprime mal ma pensée,
car je crois que l'inflammation franche a, dans
la plupart des cas, précédé l'état catarrhal, qui
n'est que l'expression du rhumatisme lui-même.

Les malades atteints de ces affections bronchiques se trouvent en général fort bien de nos
eaux, que nous donnons en inhalations, demi-
bains, bains, et quelquefois en douches.

L'inhalation est très-efficace, car, indépendamment de son action directe sur la muqueuse
bronchique, elle nous sert encore en appelant à
la peau une douce moiteur qui en rétablit les
fonctions; moyen précieux, surtout chez les malades d'un certain âge, alors que la sécrétion cutanée est presque toujours considérablement
diminuée. L'inhalation agit alors comme le bain,
mais elle est supportée plus facilement que lui
dans certains cas où le médecin redoute pour son
malade l'immersion dans l'eau sulfureuse.

D'après ce que j'ai dit sur les effets physiologiques et thérapeutiques de nos inhalations, il
est facile de comprendre qu'au début, c'est à la
période d'excitation que le malade doit avoir recours dans la plupart des cas : aussi voit-on bientôt la toux augmenter pendant quelques jours
pour diminuer ensuite, l'expectoration devenir
plus facile et plus abondante, et sa nature sur-

tout être modifiée d'une manière très-avanta-
geuse, par cette légère irritation qu'il faut savoir
diriger ou arrêter à temps et qui amène après
elle la résolution de l'état catarrhal.

OBSERVATION XVII. — *Bronchite chronique de nature
scrofuleuse. Guérison.*

M. Alfred C..., seize ans, tempérament lymphatique,
faible constitution, enfance maladive, a été mis très-jeune
en pension, où il se nourrissait très-difficilement. Pas d'hérédité. Il y a six ans, dysenterie très-grave dont il a eu
bien de la peine à se remettre.

M. C... a été pris au commencement de décembre
d'une bronchite qui a nécessité sur la fin du même mois
une consultation de M. le docteur Bouchut, qui a prescrit l'eau de goudron en vapeur dans une chambre continuellement chauffée à 18 degrés ; la teinture d'iode,
un demi-verre d'Eaux-Bonnes coupée avec du lait sucré
ou du sirop de capillaire.

Plus tard, le médecin traitant a fait placer successivement huit vésicatoires sur la poitrine. Le malade arrive
à Saint-Honoré le 5 mai 1869.

Etat. — Affaiblissement, pâleur des tissus, ganglions
du cou engorgés, toux fréquente, appétit capricieux, pas
de diarrhée, pas de sueurs nocturnes, il n'y a jamais eu
d'hémoptysie.

Auscultation. — Diminution du bruit respiratoire au
sommet des deux poumons. A droite, quelques râles sibilants et sous-crépitants.

Prescription. — Inhalation matin et soir, douches révulsives sur les pieds, eau en boisson.

10 mai, je ne constate aucun changement, si ce n'est
une augmentation de l'appétit.

13 mai, la toux est moindre, le poumon gauche respire mieux, pas d'amélioration du côté droit.

17 mai, la respiration s'entend mieux au sommet et à droite.

23 mai, la respiration est aussi belle à droite qu'à gauche ; plus de toux.

26 mai, état général très-satisfaisant, le chapelet de ganglions est moins volumineux.

M. C... part le 27 mai complétement débarrassé de sa bronchite, et je recommande à la famille de s'occuper sérieusement de l'état général du malade.

RÉFLEXIONS. — Cette observation vient à l'appui de ce que je disais en commençant. Il est certain que l'état général du sujet avait contribué à éterniser une bronchite qui n'a été combattue d'une manière sérieuse seulement, alors que, par un traitement thermal, nous avons pu en même temps nous occuper et de l'affection des bronches et de la maladie générale de la nature de laquelle elle participait.

Dans quelques cas la bronchite est tellement sous l'influence dont je parle, qu'il faut diriger le traitement presque en vue seule de la maladie générale ; en voici un exemple :

OBSERVATION XVIII.

M. H..., huit ans, tempérament lymphatique exagéré, a été pris de bronchite il y a deux mois, la toux est fréquente et accompagnée d'une expectoration abondante, surtout le matin ; amaigrissement considérable, perte de l'appétit.

AUSCULTATION. — Diminution du bruit respiratoire au sommet du poumon droit, en arrière surtout ; un peu de matité au sommet du poumon gauche.

INHALATION. — Eau en boisson.

Après dix jours de traitement, je ne constate aucune amélioration.

Je prescris, outre l'inhalation, un bain quotidien à 33° cent. et pendant trois quarts d'heure.

A partir de ce jour une amélioration rapide se prononce, et M. H... quitte Saint-Honoré parfaitement débarrassé de sa bronchite.

L'observation suivante montre encore l'heureuse influence des bains chez certains sujets atteints de bronchite chronique.

OBSERVATION XIX. — *Bronchite chronique de nature probablement arthritique. Guérison.*

Mme de C..., trente-huit ans, lymphatique, faible constitution, réglée à dix-huit ans, mariée à vingt-un ans, a eu deux fausses couches. Rhumes fréquents pendant son enfance.

Rhumatisme articulaire en 1845. Bronchite sérieuse en 1855 et à la suite de laquelle Mme de C... est envoyée au Mont-Dore, où elle se rend pendant trois années.

Première année. — Excellents résultats. Quelques névralgies cependant pendant l'hiver.

Deuxième année. — Résultats moindres.

Troisième année. — Résultats nuls.

Depuis cette époque la malade continue à tousser, elle est souvent prise de névralgies, la constipation est opiniâtre, règles décolorées et peu abondantes.

État le 11 juin 1867. — Toux fréquente, habituellement sèche, jamais d'hémoptysie, si ce n'est quelques filets de sang à l'époque de la menstruation. De temps à autre quelques sueurs nocturnes ; la malade n'a pas été réglée à sa dernière époque.

Auscultation. — Congestion du sommet droit, quelques râles sibilants dans les fortes inspirations.

INHALATION. — Boisson.

16 juin, même état.

19 juin, la malade se trouve mieux, la toux a un peu diminué et l'expectoration est plus facile. A l'auscultation, il semble que la respiration s'entend mieux ; je prescris un bain quotidien.

4 juillet, les règles sont revenues depuis trois jours, la toux a complétement disparu. La respiration se fait très-bien, il n'existe plus de constipation.

12 juillet, Mme de C... est enchantée du résultat obtenu et quitte Saint-Honoré dans un excellent état.

RÉFLEXIONS. — Dans ce cas encore, les bains ont certainement aidé les inhalations. En reconstituant la malade, ils ont rendu la circulation plus facile, contribué à la venue des règles et par contre à la disparition de la congestion pulmonaire.

OBSERVATION XX. — *Bronchite chronique catarrhale de nature arthritique chez un vieillard de quatre-vingt-neuf ans. Très-grande amélioration.*

M. C..., colonel en retraite, a quatre-vingt-neuf ans.

Depuis sa retraite, il a été pris tous les hivers de bronchites répétées passant à l'état chronique jusqu'à ce qu'une nouvelle inflammation vienne rappeler l'état aigu.

Le malade a eu, il y a un an, une congestion cérébrale qui a mis ses jours en danger. C'est assez dire avec quelle précaution je le soumettrai au traitement sulfureux.

De temps à autre des graviers sont rendus avec les urines et il est depuis peu convalescent d'un anthrax très-grave.

ÉTAT le 21 juillet 1868. — Toux fréquente, paraissant souvent par quintes et privant le malade de sommeil ; expectoration jaunâtre, épaisse et sans aération. De temps à autre, violents maux de reins qui rendent les mouvements très-difficiles.

Auscultation. — Les deux poumons sont remplis de râles sous-crépitants et crépitants.

Inhalation. — Boisson.

23 juillet, le malade tousse et expectore davantage.

28 juillet, diminution de la toux et de l'expectoration. Les douleurs lombaires sont exagérées. Même traitement, grande douche.

11 août, embarras gastrique, purgation.

16 août, le malade part grandement soulagé.

L'hiver de 1868 à 1869 a été relativement très-bon, M. C... a continué chez lui l'usage de l'eau de Saint-Honoré, dont il s'est bien trouvé.

Retour à Saint-Honoré le 6 juillet 1869, le malade tousse encore, mais l'auscultation ne permet d'entendre que des râles sibilants.

Je reprends le traitement de l'année précédente.

8 juillet, la toux et l'expectoration sont augmentées. Comme je suis convaincu que la bronchite est liée à un état arthritique, je prescris des douches générales.

14 juillet, mieux bien sensible.

2 août, le malade, je ferais mieux de dire M. le colonel C..., part complétement rajeuni, suivant ses propres expressions, et promettant de m'écrire s'il est repris de sa bronchite.

Réflexions. — Cette observation est d'autant plus intéressante, que le sujet est un homme de quatre-vingt-neuf ans, atteint déjà de congestion cérébrale, chez lequel les inhalations devaient être prescrites avec les plus grandes précautions.

OBSERVATION XXI. — *Bronchite chronique de nature herpétique. Guérison.*

Mme de Ch..., quarante-deux ans, forte constitution, tempérament nervoso-sanguin, a eu, étant enfant, une affection de peau.

Il y a douze ans, nouvelle éruption suivie de desquammation; depuis lors, elle a toujours été sujette à des rhumes fréquents, accompagnés quelquefois d'aphonie.

Aujourd'hui, 17 juin 1869, toux fréquente, habituellement sèche, mais suivie quelquefois d'une expectoration abondante. Coryza habituel, enrouement prolongé; les mains et les poignets sont couverts de papules de lichen.

AUSCULTATION. — Un peu d'obscurité du murmure respiratoire à gauche et en arrière; à droite, quelques râles sibilants dans les fortes inspirations.

TRAITEMENT. — Inhalaticns, boissons, bain et plus tard bains de vapeur. Eau pulvérisée.

9 juillet, Mme de Ch. quitte Saint-Honoré ne toussant plus et complétement débarrassée de son éruption. La voix a repris son timbre normal. Plus rien à l'auscultation.

RÉFLEXIONS. — Dans cette observation, la guérison ne doit pas être attribuée seulement aux inhalations; les bains de vapeur, l'eau en boisson y ont certainement contribué, mais on ne peut nier l'effet produit par les inspirations d'hydrogène sulfuré sur la muqueuse laryngienne et bronchique.

Asthme.

Un asthmatique, disent les auteurs du *Dictionnaire des eaux minérales*, ne doit jamais être soumis à une médication thermale quelconque, sans un sérieux examen. En effet, les lésions organiques du cœur et des gros vaisseaux ne sauraient pas toujours se prêter sans danger à une médication thermale ordinaire.

On ne saurait trop prendre en sérieuse considération ces sages conseils, que le médecin d'eaux minérales doit toujours avoir présents à l'esprit.

J'ai reçu en 1863, à Saint-Honoré, deux asthmatiques atteints d'affections du cœur. Le premier voulut bien suivre mes conseils et repartit le jour même de son arrivée.

Madame X..., au contraire, désira se reposer des fatigues de son voyage.

Cette malade m'avait été envoyée pour suivre un traitement par les inhalations sulfureuses.

Après un sérieux examen, je crus pouvoir affirmer que l'état des voies respiratoires était sous la dépendance d'une affection organique du cœur, et je l'engageai fortement à ne point tenter un traitement sulfureux.

Le départ était fixé au troisième jour, je ne

pensai pas devoir m'opposer au désir qu'elle exprima de prendre chaque matin un verre d'eau sulfureuse.

Madame X... but-elle plus d'eau que je ne l'avais autorisée à le faire, ou ces quelques verres suffirent-ils ? Ce qu'il y a de certain, c'est qu'elle fut prise d'une congestion cérébrale qui faillit l'emporter, et que son mari, appelé par une dépêche télégraphique, dut, après plusieurs jours, qui ne furent pas sans danger, la ramener encore très-souffrante.

Nous avons obtenu chez presque tous les asthmatiques, traités à Saint-Honoré, une grande amélioration dans leur état et quelquefois une guérison que nous espérons ne pas devoir se démentir.

Il y a ceci de fâcheux dans le traitement par les eaux minérales, c'est que, malheureusement, on perd bien souvent ses malades de vue ; tel que l'on croyait radicalement guéri ne l'est pas, tandis que d'autres, au contraire, chez lesquels on n'avait pu constater aucune amélioration pendant leur séjour aux eaux, ont vu, quelques mois après, leurs symptômes disparaître pour toujours.

Comme on le pense bien, je n'ai pas la prétention de faire des eaux de Saint-Honoré un traitement spécifique de l'asthme.

Cette affection est plus souvent un symptôme qu'une entité morbide ; le traitement, par conséquent, devra varier suivant les causes sous l'empire desquelles il s'est montré.

Nous n'en devons pas moins indiquer les eaux de Saint-Honoré comme très-utiles dans certaines espèces d'asthmes.

Depuis longtemps déjà et bien avant nos salles d'inhalation, elles étaient regardées comme très-utiles dans les affections qui nous occupent. On lit dans l'*Annuaire statistique du département de la Nièvre* de l'an IX :

« Ces eaux ont produit des effets merveilleux dans les rhumatismes, les asthmes. »

Bacon, dans sa notice, cite les deux cas suivants :

« La ci-devant comtesse Dex, attaquée d'asthme nommé orthopnée convulsif, a fait usage des eaux du Mont-Dore qui lui produisirent peu d'effets ; elle a ensuite pris les eaux de Saint-Honoré, elle s'en est parfaitement trouvée. »

« L'épouse de M. Lorry, chirurgien à Aunay, éprouvait, dès sa plus tendre jeunesse, une toux spasmodique catarrheuse qui augmentait particulièrement dans les saisons froides et humides et affectait tellement la poitrine qu'on avait tout à craindre pour ses jours : elle a fait usage e ces eaux pendant deux saisons ; la toux a disparu et la poitrine s'est rétablie. »

On ne peut nier que l'engorgement de la muqueuse bronchique ne soit dans bien des cas la cause d'accès d'asthme. Or, ce que j'ai dit de nos inhalations dans le catarrhe bronchique fait assez voir les résultats que nous pouvons obtenir chez ces asthmatiques par nos inhalations sulfureuses.

C'est surtout dans l'asthme survenant chez les individus qui ont vu tout à coup disparaître une affection herpétique ou présentant une affection cutanée concomitante, que le traitement minéral est suivi des plus heureux résultats. Cette espèce de bascule entre deux affections, en apparence si dissemblables, est chose reconnue aujourd'hui.

On lit dans le *Compendium de médecine* que « Fabrice de Hilden rapporte qu'un jeune homme fut saisi tout à coup d'un accès d'asthme après la disparition d'une affection cutanée produite par un répercussif. »

Cullen, parmi les divisions de l'asthme, admet précisément un asthme exanthématique produit par la répercussion de la gale, d'une éruption, ou par un épanchement âcre.

« L'asthme nerveux, dit M. Guersant, chez les enfants comme chez les adultes, survient quelquefois sans lésion organique; je l'ai observé chez des enfants affectés d'eczéma chronique lorsque l'éruption avait complétement disparu. »

« Nous ferons remarquer, dit M. Durand-Fardel, dans son excellent *Traité des eaux minérales*, qu'il ne faut pas négliger à ce sujet d'interroger avec soin les malades, et que le germe dartreux, rhumatismal ou goutteux peut parfaitement jouer un rôle important. »

Les inhalations sulfureuses m'ont encore paru très-utiles dans les cas d'asthme chez les rhumatisants.

En pareil cas, c'est par une forte dérivation à la peau que l'on voit céder l'accès, tandis que l'inhalation, tout en faisant un appel plus doux à l'enveloppe cutanée, agit surtout sur la muqueuse bronchique par son action résolutive et stupéfiante.

OBSERVATION XXII. — *Asthme ayant succédé à une pleurésie et plusieurs bronchites. Grande amélioration.*

M. B..., soixante-quatre ans, enfance bonne, pas d'hérédité, tempérament nerveux, a eu, il y a trois ans, une pleuro-pneumonie et depuis des bronchites tous les hivers.

Depuis un an, la toux est fréquente, et il lui arrive souvent d'être pris pendant la nuit d'accès d'asthme qui se terminent par une abondante expectoration.

Arrivé à Saint-Honoré le 28 juillet 1868.

AUSCULTATION. — La respiration s'entend avec la plus grande difficulté dans tout le poumon droit, où sont perçus au sommet des râles sibilants et sous-crépitants. Oppression considérable.

30 juillet, la toux et la dyspnée sont plus considérables qu'à son arrivée ; il y a eu la nuit passée un accès qui a tenu le malade éveillé toute la nuit.

Continuer l'inhalation, qui sera suivie d'un demi-bain.

5 août, l'expectoration est plus abondante, les nuits ont été meilleures.

8 août, accès léger pendant la nuit.

11 août, la nuit s'est passée sans sommeil, mais la respiration a été très-libre, et le malade n'a pas toussé.

Départ le 21 août. La toux a presque complétement disparu, la respiration se fait bien, il reste seulement quelques râles sibilants au sommet.

Réflexions. — Ne peut-on pas penser avec raison que, dans ce cas, l'asthme tenait à un engorgement de la muqueuse bronchique, engorgement qui a cédé en partie sous l'influence des inhalations sulfureuses?

Vers le mois d'octobre 1868, l'amélioration se soutenait.

OBSERVATION XXIII. — *Asthme de nature herpétique. Grande amélioration.*

Mme D..., cinquante-cinq ans, lymphatique, a eu une affection de peau à vingt-deux ans. Depuis cette époque, elle est allée demander le rétablissement de sa santé à différentes eaux minérales et aux bains de mer.

L'affection dont elle était atteinte était un prurigo qui lui rendait la vie insupportable.

Sous l'influence des différents traitements suivis, les démangeaisons ont diminué; mais il lui a semblé, dit-elle, *que la maladie s'était portée sur la poitrine.*

En effet, depuis quelques années, Mme D... est très-oppressée et tousse continuellement.

Arrivée le 3 août 1867.

Auscultation. — La respiration est accompagnée, dans les deux poumons, de nombreux râles sibilants. Il ne se passe pas de semaine sans qu'elle soit prise d'accès d'asthme.

Inhalations, boisson, bains.

28 août, Mme D... part bien soulagée : les accès d'asthme ont diminué de fréquence et de durée ; les râles sibilants sont moins nombreux.

1868, Mme D... revient à Saint-Honoré le 17 août.

Elle s'est parfaitement trouvée de son traitement de l'an passé, et, pendant plusieurs mois, sa respiration a été très-libre, mais, en même temps, elle a remarqué *que les démangeaisons étaient devenues plus vives.*

Un rhume pris pendant l'hiver a rappelé les accidents, et, à son arrivée, elle est à peu près dans le même état où elle se trouvait l'an passé au début de son traitement : dyspnée considérable, les râles sibilants sont entendus à distance. Je reprends la même médication, et nous obtenons les mêmes résultats.

Mme D... part enchantée ; elle respire à pleins poumons, et j'écris sur mon livre d'observations : *Magnifique résultat.*

1869, retour de Mme D... L'hiver a été très-bon, mais elle s'est enrhumée pendant un voyage qu'elle a fait en Auvergne, et depuis les accidents ont reparu. Mme D... a parfaitement remarqué cette espèce de bascule qui existe entre l'asthme et le prurit, qu'elle ressent surtout sur les bras et la poitrine.

Saison de vingt jours, après laquelle nouvelle amélioration.

Réflexions. — Il est impossible de nier ici la nature herpétique de l'asthme, qui cède toujours, alors que la démangeaison reparaît, et l'on a le droit de se demander si la guérison n'eût pas été complète si la malade était venue plus tôt demander aux eaux sulfureuses à débarrasser sa poitrine de cette cause herpétique, qui, malheureusement, avait depuis trop longtemps fait élection de domicile sur la muqueuse pulmonaire.

OBSERVATION XXIV. — *Asthme lié à un état herpétique. Guérison.*

M. C..., trente-deux ans, tempérament lymphatique sanguin, constitution forte, pas d'hérédité, a eu, à l'âge de vingt ans, un eczéma, qui, depuis, a paru et disparu plusieurs fois.

Il y a quinze mois, à la suite d'une grippe, il est pris tout à coup d'accès d'asthme qui reparaissent toutes les nuits et se terminent par une expectoration abondante.

M. C... arrive à Saint-Honoré le 16 juillet 1869.

ÉTAT. — La constitution ne paraît pas avoir souffert beaucoup. Le malade est pris, toutes les nuits, d'un accès d'asthme dont la durée moyenne est d'une heure et demie, le force à quitter le lit, à ouvrir les fenêtres, et se termine par une abondante expectoration.

PERCUSSION. — Rien de particulier.

AUSCULTATION. — Râles crépitants secs à la partie supérieure des deux poumons, en avant et en arrière.

TRAITEMENT. — Inhalations, eau en boisson.

Le 20, il n'y a eu qu'un accès.

Le 27, il n'y a pas eu de nouvel accès; les râles crépitants n'existent plus. Je prescris un bain chaque jour.

Le 7 août, M. C... quitte Saint-Honoré complétement débarrassé de son asthme, qui n'est plus revenu.

RÉFLEXIONS. — Cette observation est une des plus concluantes de celles que j'ai faites à Saint-Honoré, et il n'est pas possible de douter de la liaison intime de cette affection avec l'eczéma dont le malade était atteint depuis l'âge de vingt ans.

OBSERVATION XXV. — *Asthme lié à un état nerveux chez une chloro-anémique. Guérison.*

Mme H..., quarante ans, tempérament nerveux lymphatique, constitution faible, a été prise, pour la première fois, d'un accès d'asthme, il y a quinze ans, à la suite d'une suppression brusque de ses règles. Depuis lors, les crises se renouvellent souvent.

En général, l'affection s'annonce par des douleurs de reins, puis survient un coryza; des mucosités abondantes s'écoulent par les narines, l'oppression commence et l'accès survient.

Le déclin de l'accès s'annonce par de la toux et une expectoration abondante ; la dernière crise a eu lieu il y a quinze jours.

Depuis trois ans, la ménopause est commencée ; tantôt Mme H... est plusieurs mois sans être réglée, tantôt, au contraire, il survient une véritable perte d'un sang très-décoloré.

AUSCULTATION. — Diminution de la respiration au sommet des deux côtés ; bruit de souffle au premier temps du cœur.

Début du traitement le 5 août 1868. Inhalations, bains, demi-bains, eau en boisson.

Mme H... part le 30 ; elle n'a eu qu'un seul accès de courte durée et de peu d'intensité. Les forces sont revenues ; plus de bruit de souffle ; la respiration se fait très-bien des deux côtés. J'ai revu Mme H... en mai 1869 ; sa santé était parfaite.

RÉFLEXIONS. — Ne suis-je point autorisé à penser que, dans le cas qui nous occupe, l'asthme était sous la dépendance de congestions passives et d'un état nerveux, conséquence de la chloro-anémie? Nos eaux, en agissant sur la muqueuse pulmonaire et en fortifiant l'organisme, ont fait disparaître l'affection d'après le vieil adage : *Sublata causa tollitur effectus.*

Laryngites chroniques.

Malgré les travaux et l'expérience de médecins qui ont pratiqué sur une vaste échelle, l'étude du traitement des affections du larynx par les eaux minérales est complétement à refaire.

Jusqu'à présent les praticiens n'avançaient qu'à tâtons, se servant d'un moyen qu'ils abandonnaient bientôt pour essayer d'un autre, et il faut l'avouer, usant quelquefois de médications complétement opposées à celle qui eût été nécessaire.

D'où venait donc cet arrêt fatal dans le traitement des affections du larynx, alors que toutes les branches de la médecine faisaient d'immenses progrès? La réponse est facile; il tenait à l'impossibilité absolue pour le médecin de se rendre un compte exact de l'état de l'organe malade.

Quant on lit les moyens de diagnostic indiqués dans les ouvrages les plus récents et les plus justement estimés, il semble aujourd'hui que ces lignes ont été tracées il y a un siècle. On lit par exemple dans le *Compendium de médecine :* « L'inspection de la bouche et du pharynx ne peut faire reconnaître que des complications. En faisant ouvrir largement la bouche des malades, en déprimant la langue et en ramenant sa base en avant, tandis qu'on recommande au sujet de faire quelques cris, on peut *quelquefois* apercevoir la *face buccale de l'épiglotte,* mais il est fort peu de malades qui puissent supporter cette manœuvre, et chez lesquels la disposition de la gorge et de la langue lui soit favorable. »

On était donc réduit, il y a quelques années encore, à baser le diagnostic sur certains phénomènes plus ou moins trompeurs, tels que la douleur, la difficulté de la déglutition, le retour des boissons par le nez, l'aphonie, etc.

Grâce à la découverte du laryngoscope, instrument encore trop peu connu, le médecin peut porter un diagnostic aussi certain que s'il avait à explorer l'intérieur de la bouche.

L'idée d'apercevoir le larynx à l'aide d'un petit miroir porté dans le fond de la bouche, remonte déjà à un certain nombre d'années. Liston en 1840, Garcia en 1855, le docteur Turch en 1857, avaient fait des expériences laryngoscopiques; mais c'est au docteur Czermak, professeur de physiologie à l'université de Pesth, que nous devons la connaissance de l'utilité pratique de cet instrument au point de vue médical.

A l'aide de ce moyen d'exploration, le médecin qui a l'habitude de s'en servir peut plonger son regard jusque dans l'intérieur du larynx, juger de l'état morbide de cet organe et pratiquer sur lui toutes les opérations nécessaires.

Ce n'était donc pas trop nous avancer en disant que l'étude des affections laryngiennes venait d'entrer dans une voie nouvelle féconde en résultats.

Les malades qui viennent à Saint-Honoré pour des affections de larynx sont nombreux. J'en ai vu plusieurs qui étaient disposés à faire tous les sacrifices et de temps et d'argent, ou plutôt à les continuer pour arriver à la guérison d'extinction plus ou moins complète de la voix.

9.

Un examen laryngoscopique me faisait immédiatement reconnaître la cause du mal, et chez
certains quelques cautérisations absolument nécessaires, jointes au traitement sulfureux, ne
tardaient pas à rendre la voix qu'on eût vainement demandée aux moyens ordinaires.

Dans la laryngite chronique qui accompagne
si souvent la tuberculisation pulmonaire, nous
obtenons *au début* d'excellents résultats par les
cautérisations et les inhalations sulfureuses.

Les médecins sont loin d'être d'accord sur la
nature de cette affection. Les uns n'y voient
qu'une inflammation chronique ordinaire, sans
aucune trace de tubercules, les autres au contraire sont convaincus de la nature tuberculeuse
de ces ulcérations. Nous partageons cette dernière opinion et nous pensons qu'on peut guérir
les ulcérations tuberculeuses du larynx comme
on guérit les ulcérations syphilitiques de cet organe, en les touchant directement avec une
éponge imbibée d'une forte solution de nitrate
d'argent, en même temps qu'on soumet le malade à un traitement général.

Depuis que l'exploration du larynx a été rendue
possible, on a découvert la fréquence de ses po-
lypes. Or, si l'on veut bien remarquer que ces
productions accidentelles sont presque toujours
le triste privilége des scrofuleux, on comprendra
l'utilité de nos eaux après leur extirpation.

Dans certaines aphonies qui tiennent à une

paralysie plus ou moins complète des cordes vocales inférieures, nous arrivons encore à de bons résultats en joignant à la médication sulfureuse l'application de l'électricité.

Si l'on consulte les différents auteurs qui se sont occupés des affections du larynx, on est tout surpris de constater que plusieurs ont omis l'étude de la laryngite chronique et que d'autres l'ont confondue avec la phthisie laryngée.

Il faut cependant reconnaître une laryngite chronique, comme il existe une bronchite chronique.

Il est vrai de dire que l'on rencontre assez rarement cette affection tout à fait débarrassée de symptômes diathésiques, mais à ce compte, existerait-il beaucoup d'affections chroniques?

Grâce au laryngoscope, nous avons pu faire à Saint-Honoré de nombreuses observations, et voici quel a été le résultat de nos recherches :

Nous avons observé des laryngites chronique, simples, des laryngites de nature herpétiques rhumatismales, syphilitiques et tuberculeuses.

Dans ces différentes affections, nous avons pu dans bien des cas rendre de grands services aux malades, et nous les avons combattues par les inhalations, la pulvérisation, les bains, l'eau en boisson, en adaptant ces différents modes de traitement à la nature de chaque cas en particulier.

Laryngite chronique simple. — Les malades atteints de cette affection présentent une santé générale qui ne laisse rien à désirer, mais ils sont obligés par état à donner à leurs cordes vocales une impulsion énergique et souvent renouvelée. Parmi ces malades on rencontre surtout des avocats, des professeurs, des prêtres, des religieuses chargées de l'instruction et surtout des salles d'asile où presque toutes les leçons sont faites en chantant. Leur voix est plus ou moins enrouée. Examinés au laryngoscope, on ne rencontre pas d'altération plus ou moins profonde, mais une simple rougeur de la muqueuse du larynx et des cordes vocales.

Dans ces cas les inhalations sont indiquées en les faisant toujours accompagner de douches révulsives sur les extrémités inférieures et quelquefois de douches générales.

OBSERVATION XXVI. — *Laryngite chronique datant de deux ans. Grande amélioration.*

M. X..., avocat, quarante-trois ans, belle constitution, tempérament nerveux, n'a jamais été malade, si ce n'est que depuis cinq ou six ans il a eu de fréquents coryzas.

Il y a deux ans, à la suite d'un exercice fatigant et prolongé de la voix, il fut pris d'aphonie presque complète.

Depuis lors, il ne peut plus parler sans être bientôt enroué.

Différents traitements ont été employés : le chlorate de potasse, des insufflations d'alun sont restés sans résultat. Il en a été de même de la médication hydrothérapique.

M. X... arrive à Saint-Honoré le 7 juin 1868.

État. — Enrouement facile, toux légère, inappétence.

Rien à la percussion ni à l'auscultation.

A l'examen laryngoscopique, on remarque que les cordes vocales, sans être très-rouges, ont perdu cependant cette blancheur nacrée qui est leur coloration normale.

Inhalations, douches révulsives, boisson.

Le 7 juillet, M. X... quitte l'établissement très-content du résultat. La voix est claire, se fatigue moins vite; les cordes vocales sont très-blanches, la sécheresse de la gorge a disparu.

Réflexions. — Voilà bien une laryngite chronique simple débarrassée de toute diathèse, au moins apparente, et qui n'a pour cause appréciable que la fatigue provenant d'un exercice immodéré de la parole. Chez ces malades, il faut toujours recommander, comme une condition nécessaire à une guérison complète, un repos prolongé de l'organe souffrant.

Laryngite herpétique.

En général, les malades atteints de cette affection ont déjà présenté des symptômes herpétiques plus ou moins caractérisés sur la peau ; la sécrétion cutanée est peu abondante, et les moindres infractions aux règles de l'hygiène peuvent amener ou des éruptions ou un prurit plus ou moins considérable, dont l'intensité augmente par la chaleur.

Si l'on examine la gorge, on rencontre assez

souvent de la rougeur au voile du palais et quelquefois aussi de légères granulations.

Au laryngoscope, on trouve de la rougeur aux cordes vocales inférieures, mais une rougeur fixe et qui ne ressemble point à celle de l'arthritisme, comme je le dirai en traitant de la laryngite de nature rhumatismale.

Dans ces cas, les inhalations nous rendent encore de grands services, mais nous les faisons toujours accompagner de grands bains et quelquefois de douches de vapeur. Une éruption survenant à la peau pendant le traitement est habituellement un indice d'une amélioration prochaine.

OBSERVATION XXVII. — *Laryngite chronique de nature herpétique. Guérison.*

Mme D..., soixante-trois ans, belle constitution, a présenté à diverses reprises des éruptions eczémateuses. Il y a quelques années, elle fut prise de toux et d'enrouement, pour lesquels Trousseau fut consulté et prescrivit des cigarettes arsenicales.

Mme D... arrive à Saint-Honoré le 15 juin 1867.

ÉTAT. — Rien à la peau, sécheresse de la gorge, enrouement considérable, légère douleur au larynx, rougeur des piliers du voile du palais et de la muqueuse pharyngienne, sur laquelle on remarque quelques petites granulations.

Rougeur intense de la muqueuse du larynx et des cordes vocales inférieures.

Inhalations bi-quotidiennes, bains à 35°, douches révulsives, eau en boisson.

6 juillet, départ de Mme D... La toux et l'enrouement ont disparu; les cordes vocales sont d'un blanc nacré; il y a, depuis quelques jours, *des plaques rouges aux jambes avec du prurit.*

RÉFLEXIONS. — On ne peut nier la nature herpétique de cette affection, constatée, du reste, par Trousseau, qui avait cherché à la combattre par des préparations arsenicales. On voit de plus disparaître la laryngite en même temps que la diathèse herpétique se manifeste sur les extrémités inférieures.

Cette dame, que je n'ai pas revue, a-t-elle été guérie à tout jamais? Je n'ose l'espérer, car, dans ces cas, on voit souvent reparaître ces affections, qui ne sont que la manifestation d'une maladie générale.

Laryngite de nature arthritique.

Nous avons eu à traiter à Saint-Honoré un certain nombre de laryngites arthritiques, c'est-à-dire de laryngites chroniques survenues chez des sujets rhumatisants, et se montrant à l'œil de l'observateur avec tous les symptômes locaux qui lui sont propres et les symptômes généraux qui caractérisent cet état diathésique.

En général, les sujets ont été antérieurement atteints d'affections rhumatismales articulaires ou musculaires ; leur profession les prédispose souvent aux refroidissements ; quelques-uns accusent l'hérédité, d'autres l'habitation dans des appartements humides ou des imprudences aux règles de l'hygiène.

La laryngite que nous étudions survient, en
général, chez des sujets forts, vigoureux, dont la
transpiration est quelquefois exagérée sur telle ou
telle partie de la peau, qui ont une tendance à
à l'obésité, aux hémorroïdes, aux congestions
viscérales, aux éblouissements, aux bourdonne-
ments d'oreille, à un certain retrait des gencives
qui laisse à nu la racine des dents, dont la chute
a lieu sans douleur. Son caractère particulier est
de paraître et de disparaître sans cause appréciable. Quelques malades font coïncider son apparition avec certains changements atmosphériques brusques.

Du côté de la muqueuse nasale, coryzas fréquents, granulations au pharynx.

Le larynx présente de la rougeur et de la congestion.

Il est un signe fourni par l'examen laryngoscopique qu'on ne saurait assez remarquer, et qui
existe dans la grande majorité des cas ; je veux
parler de la rougeur qui s'empare alternative-
ment de l'une ou de l'autre des cordes vocales
inférieures.

Vous inspectez au laryngoscope un malade
atteint de laryngite chronique : vous trouvez que
la corde gauche est d'un rouge vif ; le lendemain,
nouvelle visite : c'est la corde droite qui est
rouge, tandis que la gauche a repris son aspect
nacré. Vous pouvez alors, dans l'immense majo-

rité des cas, diagnostiquer une inflammation chronique de nature rhumatismale.

Dans ces cas, le traitement consiste en inhalations, douches révulsives et quelquefois douches de vapeur.

OBSERVATION XXVIII. — *Laryngite de nature arthritique. Guérison.*

M. de S..., tempérament nerveux sanguin, cinquante-deux ans; sa mère a été atteinte de rhumatisme; il a lui-même, pendant sa jeunesse, ressenti quelquefois des douleurs rhumatismales de courte durée. A vingt ans, affection d'estomac qui cède à l'emploi des eaux de Vichy, mais qui bientôt est remplacée par une affection intestinale.

Une nouvelle saison à Vichy le débarrasse. Quelques années après, surviennent des douleurs à la vessie, envies fréquentes d'uriner, sables dans les urines; les alcalins le soulagent encore momentanément, mais, de temps à autre, il souffre de l'une de ces différentes manifestations de l'arthritis.

Depuis deux ans, M. de S... n'a rien ressenti ni à l'estomac, ni à l'intestin, ni à la vessie, mais il souffre continuellement de l'arrière-gorge et du larynx.

Arrivée à Saint-Honoré le 15 juillet 1867.

ÉTAT. — Amaigrissement, toux, sécheresse habituelle de la gorge, enrouement et quelquefois aphonie; froid habituel aux pieds.

Quelques granulations sur la muqueuse du pharynx.

Rougeur intense des cordes vocales inférieures.

M. de S... a déjà suivi plusieurs traitements. Trousseau, pendant des mois, lui a fait prendre de la teinture de colchique, dont il s'est très-mal trouvé.

Le 7 août, M. de S... part bien portant. La voix est

très-belle ; il ne reste plus rien à la gorge, si ce n'est quelques légères granulations.

Réflexions. — On ne peut méconnaître la nature rhumatismale de cette affection : tout, jusqu'au traitement prescrit par Trousseau, vient la confirmer.

Avons-nous réussi à débarrasser notre malade pour toujours ? Nous n'osons l'espérer.

Pour qui a suivi avec attention ces manifestations de l'arthritis, rien n'est moins certain qu'une guérison définitive. Il n'arrive, en effet, que trop souvent que le vice rhumatismal sommeille pendant quelque temps dans l'organisme, au point de laisser croire à sa disparition complète ; mais vienne la cause la plus légère, et une nouvelle manifestation ne tardera pas à paraître. Malheureusement, les organes qui ont déjà souffert sont presque toujours les premiers à souffrir de nouveau.

Laryngite syphilitique.

Nous sommes bien éloignés aujourd'hui de l'époque où M. Valleix concluait à l'existence des laryngites syphilitiques, en s'appuyant sur cinq observations réunies par lui, et sur sept recueillies par Trousseau et Belloc.

Grâce au laryngoscope, la science est fixée aujourd'hui sur la fréquence des ulcérations qui caractérisent la laryngite syphilitique.

Que peuvent contre cette affection les eaux de Saint-Honoré ?

Je le confesse ici, l'ulcération du larynx peut devenir tellement grave, laisser après elle des désordres si grands, et cela en si peu de temps, que je n'ai jamais osé me fier au traitement minéral seul, et que je l'ai toujours fait accompagner de la médication spécifique, tout en cautérisant directement l'ulcération elle-même.

Mais quand on considère que déjà ces malades avaient été soumis à cette médication spécifique, et qu'on voit la guérison arriver pendant la cure minérale, on a bien le droit d'accorder une grande part de cette guérison à l'eau sulfureuse, soit qu'elle ait agi seule, soit qu'elle ait rendu plus active et plus puissante l'action des médicaments antisyphilitiques.

J'ai traité à Saint-Honoré un certain nombre de laryngites de cette nature, et toujours assez heureusement. Voilà une observation que je crois très-concluante.

OBSERVATION XXIX. — *Laryngite syphilitique avec large ulcération. Guérison.*

M. X..., vingt-cinq ans, tempérament nerveux, bonne constitution ; chancres il y a deux ans et demi pour lesquels il a fait un traitement mercuriel.

Il y a un an, éruption syphilitique à la peau.

Depuis six mois, la gorge est devenue malade, puis est survenu de l'enrouement accompagné d'une douleur assez vive si l'on appuie sur le larynx.

ÉTAT le 26 août 186... — La voix est presque complétement éteinte, douleur vive à la pression, rougeur des piliers du voile du palais et de la muqueuse du pharynx, mais sans ulcérations.

Le laryngoscope nous permet de voir une large ulcération à la naissance de l'épiglotte avec rougeur intense de la muqueuse ; les ganglions du cou sont engorgés.

M. X... continuait encore un traitement spécifique quand il est parti pour Saint-Honoré.

TRAITEMENT. — Inhalation, bains, eau en boisson, pilules de Ricord, cautérisation.

Le 27 septembre, M. X... quitte Saint-Honoré. La voix est revenue, et l'ulcération est complétement cicatrisée.

Laryngite tuberculeuse.

Je n'ai point à étudier ici si cette affection est toujours la conséquence de la tuberculisation du poumon, ou si, au contraire, la phthisie peut débuter d'emblée par cet organe.

Je dois dire, cependant, que j'ai toujours vu à Saint-Honoré la phthisie du larynx chez des sujets dont les poumons étaient ou avaient été le siége de tubercules.

Que peut-on espérer des eaux sulfureuses en général et de celles de Saint-Honoré en particulier, dans le cas qui nous occupe ?

Je suis convaincu qu'au début, mais au début seulement, les inhalations sulfureuses accompagnées de cautérisations, s'il existe des ulcères, peuvent être d'une grande utilité.

J'ai pour mon compte guéri, il serait peut-être plus prudent de dire enrayé, des phthisies laryngées très-sérieuses, et n'est-ce pas déjà atteindre un assez beau résultat que d'arrêter dans son développement une affection qui, seule, peut compromettre la vie d'un malade?

OBSERVATION XXX. — *Laryngo-bronchite chronique tuberculeuse. Amélioration très-grande du côté du poumon ; disparition complète de la laryngite.*

M. X..., trente ans, lymphatique, nerveux, faible constitution. Grand'mère maternelle morte phthisique ; la mère porte sur le cou des cicatrices d'abcès froids, ouverts pendant son enfance ; sa sœur est morte phthisique ; il a lui-même, jusqu'à vingt ans, donné les inquiétudes les plus sérieuses à sa famille.

A vingt ans, M. X... s'est un peu fortifié, mais a toujours été sujet à des rhumes fréquents. Le moindre voyage, une nuit sans sommeil, laissaient sur sa figure des traces visibles de souffrance ; la plus petite transition du chaud au froid amenait immédiatement une toux qui s'éternisait.

Depuis deux ans, l'affection de poitrine est allée en augmentant, en même temps qu'il est survenu un enrouement pour lequel il a été soumis déjà à différentes médications.

ÉTAT le 14 août 1869. — Affaiblissement, maigreur, oppression, toux fréquente, enrouement.

AUSCULTATION. — Craquement humide au sommet du poumon gauche, dans la fosse sous-épineuse.

LARYNGOSCOPIE. — Rougeur violacée des cordes vocales inférieures.

Inhalations bi-quotidiennes, douches révulsives, eau en boisson.

15 août, nouvelle auscultation. Outre les symptômes

reconnus hier, je trouve que la respiration est très-faible au sommet et en arrière du poumon droit.

20 août, l'enrouement est moindre, l'expectoration plus abondante et plus facile; il me semble que les craquements sont moins humides du côté gauche, et que la respiration est plus facile à droite.

30 août. — Le malade va de mieux en mieux ; ses forces sont revenues.

7 septembre, M. X... quitte Saint-Honoré. La voix a repris son timbre normal et les cordes vocales sont d'un blanc nacré.

A l'auscultation, il est nécessaire de faire exécuter une forte inspiration pour retrouver encore quelques craquements. Le poumon droit respire parfaitement; il reste quelques quintes de toux, mais l'état général est excellent.

M. X... est très-satisfait, et j'écris en note sur mon cahier d'observation : Très-beau résultat.

Réflexions. — Cette observation aurait pu trouver sa place à l'article : Phthisie pulmonaire au premier degré ; mais j'ai tenu à la placer ici, afin qu'il n'y ait pas le moindre doute sur la nature de la laryngite, si heureusement influencée par la médication sulfureuse.

Phthisie pulmonaire.

Nous ne pouvons pas faire remonter avant 1813, époque à laquelle écrivait Bacon, le traitement de la phthisie pulmonaire par les eaux de Saint-Honoré. En 1817, Pillien, qui n'a fait du reste que copier presque textuellement les observations de Bacon, citait le cas suivant, que je

tiens d'autant plus à faire connaître, qu'il le
donne comme un exemple de *phthisie pulmonaire rhumatismale :*

« M. Morelle, brigadier de gendarmerie dans
le département de la Nièvre, âgé de trente-huit
ans, d'un tempérament lymphatique, avait ressenti à diverses reprises des douleurs de poitrine;
il avait eu plusieurs rhumes dont la terminaison
laissait toujours une altération dans la voix et la
respiration.

Depuis longtemps il souffrait des rhumatismes
vagues, lorsque, après une course de huit lieues
par un temps très-humide, il éprouva une toux
violente, des douleurs vives dans le thorax, et
enfin une expectoration muqueuse plus abondante le matin.

Cette maladie résista à divers remèdes, et déjà
la maigreur, la fièvre, les sueurs nocturnes faisaient juger cet état incurable, lorsque le malade
se fit transporter à Saint-Honoré. Il y resta trente-
deux jours, prit vingt-sept bains, but depuis
douze onces jusqu'à trois livres d'eau minérale
par jour, et s'en retourna guéri d'une maladie
qui fait le désespoir des médecins et enlève le
sixième de la population.

En 1855, le docteur Thollé (de Moulins-Engil-
bert) écrivait sur Saint-Honoré plusieurs arti-
cles, dont l'un se terminait ainsi :

« Celui qui écrit ces lignes essaya, il y a vingt
ans, de prouver les analogies médicales qui

existent entre les sources de Saint-Honoré et quelques-unes des Pyrénées. Malheureusement on ne sait pas assez dans le monde que ces eaux jouissent d'une grande efficacité dans les maladies des voies respiratoires. »

Bazin, dans ses excellentes leçons sur la scrofule, recommande les eaux de Saint-Honoré contre la phthisie scrofuleuse et les trouve supérieures à celles d'Enghien et de Pierrefonds, qui ne sauraient être préférées, dit-il, qu'à cause de leur proximité de la capitale. (Page 474.)

« Leur analogue dans les Pyrénées, écrivait en 1856 M. Racle, dans le *Moniteur des hôpitaux*, est la source des Eaux-Bonnes. Seulement, les proportions sont plus faibles; aussi les eaux de Saint-Honoré sont-elles plus faciles à supporter que ces dernières. »

M. le docteur Racle pensait que, tandis que les eaux des Pyrénées ne pouvaient être administrées avec avantage que dans la première et la seconde période de la tuberculisation, celles de Saint-Honoré avaient d'autant plus d'efficacité qu'elles agissaient sur une maladie plus avancée. Il appuyait son opinion sur trois faits qui ne semblèrent pas, avec raison, assez concluants au savant rapporteur de son travail, M. Bourdon. (*Annales de la Société d'hydrologie*, t. II.)

Dans la discussion qui suivit le rapport, M. Durand-Fardel fit remarquer qu'on admettrait difficilement que la troisième période de la phthisie fût précisément celle pour laquelle les eaux de Saint-Honoré étaient surtout indiquées.

Cette opinion, du reste, ne fut pas longtemps soutenue par Racle lui-même, car il écrivait dans le *Moniteur des hôpitaux* du 26 avril 1856 : « Il n'est pas besoin de dire que, dans cette période, les eaux sulfureuses· sont tout aussi inefficaces que tous les autres agents thérapeutiques. »

Ce fut pendant cette même année, 1856, que furent inaugurées les salles d'inhalation de Saint-Honoré, sous l'inspection médicale de notre confrère Allard.

Pour mon prédécesseur, c'était pendant la deuxième période qu'il fallait conseiller les eaux de Saint-Honoré, alors surtout que la phthisie était compliquée d'herpétisme, d'état catarrhal, d'œdème, d'engouement ou de pneumonie chronique.

Il admettait le traitement de la troisième période, mais avec une extrême réserve, et, comme les médecins qui déjà avaient écrit sur Saint-Honoré, il reconnaissait une certaine analogie entre les effets médicaux et la composition chimique de ces sources, et ceux des Eaux-Bonnes.

Avant de donner sur Saint-Honoré, au point de vue du traitement de la phthisie pulmonaire, mon opinion basée sur les observations que j'ai

faites, qu'il me soit permis de poser cette question préalable : Existe-t-il, aussi souvent qu'on
veut le dire, une phthisie essentielle? Ou bien le
tubercule n'est-il presque toujours qu'un produit morbide accidentel, résultant d'une maladie
constitutionnelle ?

La réponse à ces questions nécessiterait seule
tout un travail, et encore arriverait-on à la résoudre d'une manière satisfaisante ?

Déjà le nombre des phthisies essentielles tend
à diminuer tous les jours, à mesure que grandit
davantage l'étude des maladies constitutionnelles. Les désignations de phthisies dartreuses,
scrofuleuses, arthritiques, syphilitiques même,
sont admises aujourd'hui par la plupart des
médecins.

Je sais que l'on objectera qu'il existe des cas
nombreux de phthisie survenant chez des
hommes vigoureux, à constitution athlétique et
présentant tous les extérieurs de la force et de la
santé.

Cela n'est malheureusement que trop vrai,
mais je répondrai que la dartre et le rhumatisme
ne sont point incompatibles avec une forte constitution. C'est la réponse que l'on pourrait faire
aux auteurs du *Compendium*, qui rejettent l'opinion de Laennec, à savoir, que la phthisie est
plus commune dans les plaines que sur les montagnes, parce que, disent-ils, elle est fréquente
sur les montagnes de l'Auvergne. Je ne suis pas

en mesure d'assurer que cette maladie est plus rare chez les montagnards que chez les habitants de la plaine, ce que je crois cependant; mais ce que je peux affirmer, c'est qu'en Auvergne il serait peut-être difficile de trouver un adulte qui ne fût plus ou moins rhumatisant, et la phthisie rhumatismale est parfaitement reconnue aujourd'hui.

Les travaux de Morton, de Bertrand, de Nivet et d'Allard ont suffisamment prouvé la fréquence de cette affection tuberculeuse, expression d'une maladie constitutionnelle : le rhumatisme.

L'hérédité, cette cause de phthisie qui domine toutes les autres, ne vient-elle pas elle-même nous engager à mettre en doute l'existence fréquente de la phthisie essentielle? Je n'admets pas qu'un enfant né de parents phthisiques porte d'une manière fatale dans son organisme un germe de maladie qui mettra vingt ou trente ans à se développer, alors que le travail de composition et de décomposition se sera produit si souvent sans qu'il s'en soit montré la moindre trace; mais je crois que cet enfant, né dans des circonstances défavorables à la vie, sera sous l'influence d'une altération de liquides telle, que, plus qu'un autre, il sera prédisposé à l'affection tuberculeuse.

Cette manière de considérer l'hérédité dans la phthisie pulmonaire est consolante. Elle nous permet d'espérer qu'en agissant de bonne heure sur la constitution des sujets, la médecine pourra prévenir une affection qu'elle n'est que trop souvent impuissante à guérir. Comme le dit M. Piorry, de ce que l'on est né de parents phthisiques, on n'est pas voué certainement à la phthisie.

Un rhume négligé, dit-on souvent encore aujourd'hui, est un commencement de phthisie. Oui, un rhume négligé peut devenir tout à coup le point de départ de la tuberculisation pulmonaire, mais alors que le tubercule ne demandait pour se manifester qu'une cause occasionnelle quelconque.

Ajoutons enfin, en terminant, ces remarquables paroles tirées de la clinique d'Andral : « Il est peu de maladies chroniques qui, pendant leur cours, n'aient été vues compliquées de tubercules pulmonaires. L'époque où ceux-ci commencent à se développer est souvent alors fort difficile à saisir, parce que les symptômes locaux peuvent, dans le principe, se réduire à une simple toux qui n'a rien de caractéristique, et parce que, d'autre part, les symptômes de dépérissement qu'on observe sont naturellement rapportés à l'affection chronique primitive. » (*Andral,* t. IV, p. 49.)

« Pour préciser avec quelque chance de succès une cure hydrominérale, dit Patissier (*Annales de la Société,* t. IV), le clinicien doit avoir égard plus à l'état général, au tempérament, à la constitution du malade, qu'aux lésions matérielles révélées par la percussion et la stéthoscopie. » N'est-ce point indiquer assez clairement que la phthisie pulmonaire est souvent née sous l'influence d'une cause diathésique qui, si elle ne domine pas les manifestations extérieures, ne doit pas moins attirer la sérieuse attention du médecin au point de vue du traitement?

J'ai donné mes soins, à Saint-Honoré, à un grand nombre de malades atteints de phthisie pulmonaire à ses différentes périodes, et ce que je vais écrire sur cette terrible affection n'est absolument que le résultat des observations que j'ai faites.

Il ne faut pas, dans une station thermale, accorder tous les bénéfices des guérisons ou des améliorations obtenues à la thermalité ou à la composition des eaux minérales : une part quelquefois grande doit être attribuée au nouveau milieu dans lequel se trouve placé le malade, loin de ses affaires et de ses préoccupations ordinaires, loin quelquefois de la cause première de l'affection.

Saint-Honoré, nous l'avons dit, se trouve placé dans un site charmant, entouré de forêts et mis à l'abri des vents du nord et de l'est par les montagnes environnantes. Son climat est doux, et l'on y jouit surtout d'automnes magnifiques.

L'altitude de l'établissement de Saint-Honoré étant de 272 mètres au-dessus du niveau de la mer, tous les médecins comprendront l'avantage de cette élévation *moyenne* dans le traitement qui nous occupe.

« Si le séjour dans une localité très-élevée, disent les auteurs du *Dictionnaire des eaux minérales,* a pour effet de surexciter les fonctions digestives, circulatoires et nerveuses, et si de telles propriétés sont éminemment salutaires aux individus lymphatiques, affaiblis, cachectiques, elles ne seront pas moins nuisibles à ceux qui sont disposés aux inflammations ou aux congestions actives, ou à l'exaltation du système nerveux. Il y a donc là une série de contre-indications sur lesquelles nous ne saurions trop appeler l'attention, car on n'en tient pas, en général, un compte suffisant. Il ne faut pas seulement considérer la disposition générale des individus, mais les dispositions locales qui peuvent naître de tel ou tel état organique. Ceci s'applique surtout à la phthisie pulmonaire, qui rencontre dans une altitude élevée la plupart des stations spécialement consacrées à son traitement.

Chez les phthisiques disposés aux congestions pulmonaires, et partant à l'hémoptysie, ou bien au retour d'accidents aigus ou fébriles, une altitude élevée est une condition nuisible, qui peut compliquer d'une manière fâcheuse l'administration d'un traitement déjà difficile par lui même. »

On ne saurait trop, alors qu'il s'agit de phthisie

pulmonaire, diviser le traitement en prophylactique et curatif.

Quand on consulte les différents travaux qui ont été faits sur cette affection, on est véritablement étonné du peu d'importance accordé, dans des ouvrages justement estimés, au premier de ces traitements.

Au point de vue des eaux minérales surtout, cette distinction est capitale et demande à être sérieusement étudiée.

TRAITEMENT PROPHYLACTIQUE. — On a dit avec raison que le plus grand chirurgien n'était pas celui qui opérait le plus ; il devrait en être ainsi en médecine, et la mission du médecin devrait plutôt consister à prévenir qu'à guérir les maladies. Ces idées sont tellement dans l'esprit de la médecine actuelle, que nous voyons chaque jour augmenter l'importance de l'hygiène, qui devient souvent, comme l'a appelée M. Louis Fleury, une *prophylaxie active*.

Les eaux minérales, à ce point de vue, ont une importance capitale et sont malheureusement trop négligées.

On vient trop souvent demander aux eaux une santé à jamais perdue, alors qu'un séjour dans une station thermale aurait pu, quelques années auparavant, modifier une constitution, un tempérament qui prédisposaient à l'affection dont l'issue doit être fatale.

On ne devient pas phthisique du jour au lendemain, et, avant le dépôt du premier tubercule
dans le poumon, qui oserait nier que la santé
n'était pas déjà fortement altérée?

« Le traitement préservatif, dit M. Louis, ne
peut s'appuyer que sur la connaissance des causes
prédisposantes de la phthisie. Or, ce que nous
savons de plus positif à cet égard, c'est que l'hérédité et le tempérament lymphatique forment
réellement une prédisposition marquée au développement des tubercules pulmonaires. »

Quel est le médecin qui n'a pas rencontré dans
le monde, et peut-être plus encore dans les com-
munautés religieuses, de ces jeunes personnes
pâles, chloro-anémiques, d'un lymphatisme souvent exagéré, présentant de la dysménorrhée ou
de l'aménorrhée, prises fréquemment de bronchites, quelquefois d'hémoptysies, et devant lesquelles il se demande, sans que l'auscultation
puisse le convaincre, s'il a affaire ou non à une
phthisie au début.

S'il est vrai qu'il arrive souvent en pareil cas
de voir les préparations martiales être suivies des
plus funestes effets, comme l'enseigne M. Trousseau, c'est que déjà une poussée tuberculeuse
a eu lieu dans le poumon; mais si ce dépôt
prochain n'est point encore commencé, ne
voyons-nous pas la santé se rétablir promptement
sous l'influence du régime aidé des ferrugineux,
sous l'influence surtout d'un séjour aux eaux,

chez des malades qu'avec raison on pouvait.regarder comme placés sous le coup d'une phthisie imminente ?

J'ai eu à traiter à Saint-Honoré plusieurs malades qui se trouvaient dans des conditions pareilles à celles que je viens de décrire, et les résultats obtenus n'ont rien laissé à désirer; il va sans dire que l'inhalation n'était point employée seule, et que les bains, l'eau prise en boisson, venaient compléter ce traitement préventif.

Le lymphatisme exagéré, la scrofule, dans la grande majorité des cas traités à Saint-Honoré, paraissaient préexister aux symptômes pulmonaires. L'emploi de nos eaux dans ces maladies générales a toujours amené des améliorations notables et quelquefois des guérisons complètes; au point que je suis toujours heureux de rencontrer chez mes malades ces diathèses dominant la situation, car je peux leur faire des promesses que je suis à peu près certain de tenir.

Alors en effet que nous avons besoin de relever une constitution affaiblie, et, je le répète, alors surtout que nous avons affaire au lymphatisme ou à la scrofule, les eaux thermales de Saint-Honoré sont bien supérieures à toutes les préparations pharmaceutiques.

En augmentant l'appétit, en activant la circulation périphérique et par contre la grande circulation, les fonctions de l'estomac se régularisent, l'absorption se fait mieux, la menstruation se rétablit, et le malade peut enfin sortir de ce cercle vicieux qui l'aurait fatalement conduit à une affection plus ou moins grave, qu'un traitement prophylactique a pu lui éviter.

C'est surtout chez les enfants et dès le premier âge que le traitement prophylactique de la phthisie pulmonaire doit être conseillé. Il est non-seulement reconnu, mais il est rationnel de penser que la médecine, la médecine minérale surtout, peut arriver à refaire une constitution, à changer un tempérament; c'est donc le plus promptement possible que la médication devra être employée chez les enfants nés de parents tuberculeux, quelles que soient les apparences de santé, apparences habituellement trompeuses.

Il devra en être ainsi chez ceux qui seront nés de parents dartreux ou rhumatisants.

J'ai dit que les apparences de santé étaient souvent trompeuses; tous les médecins ont rencontré de ces enfants, devant la *force et la beauté* desquels les parents étaient en admiration, alors que ce teint frais et rose dissimulait le lymphatisme ou la scrofule.

C'est donc dès l'enfance qu'il faut agir lorsqu'on craint une maladie héréditaire, parce que, comme le disent MM. Rilliet et Barthez, « les modifications qui s'opèrent dans l'organisme sont plus nombreuses, plus complètes et plus rapides dans l'enfance qu'à toute autre époque de la vie. L'enfant qui vient de naître ne sera plus comparable à lui-même au moment où il atteindra l'âge de la puberté; les quatorze ou quinze années qui se seront écoulées auront déterminé une transformation plus complète que celle produite dans un espace de temps plus étendu, par le passage de la jeunesse à l'âge mûr, et de l'âge mûr à la vieillesse.

Il est impossible, en parlant du traitement prophylactique de la phthisie pulmonaire par les eaux minérales, de ne point y joindre le séjour pendant l'hiver dans les pays chauds, en ayant soin de rechercher ceux où les variations atmosphériques sont les moins brusques. Si ce moyen ne réussit pas aussi souvent qu'on le désire, c'est que les malades, en général, vont demander aux climats privilégiés du Midi non pas un traitement préventif, mais un traitement curatif bien plus difficile à obtenir.

Mais enfin le dépôt tuberculeux s'est opéré, que peuvent sur lui les eaux de Saint-Honoré? Je vais tâcher de répondre à cette question en abordant le traitement curatif.

TRAITEMENT CURATIF. — La phthisie est curable, c'est l'avis des médecins les plus expérimentés; les faits cliniques et les résultats nécroscopiques le prouvent d'une manière irréfutable.

Existe-t-il des phthisiques guéris par les eaux sulfureuses? On ne peut le nier en face des assertions de médecins aussi capables que consciencieux.

J'étudierai l'action des eaux de Saint-Honoré, au point de vue du traitement de la phthisie pulmonaire, en tenant compte des trois degrés de cette affection.

Premier degré (période de crudité). — Les auteurs ne sont pas d'accord sur l'opportunité du traitement sulfureux pendant cette période de l'affection qui nous occupe ; plusieurs même non-seulement n'y voient aucun avantage, mais redoutent encore les fâcheux résultats de l'excitation produite par les eaux.

L'opinion qu'il était nécessaire que la phthisie pulmonaire fût arrivée à son deuxième degré pour être heureusement influencée par le traitement sulfureux, m'a toujours paru en contradiction avec le raisonnement et l'observation ; je n'ai jamais compris, malgré les théories faites à cet effet, qu'il fût nécessaire pour guérir le malade que la maladie eût fait de plus grands progrès.

En raisonnant de la sorte, ne faudrait-il pas attendre pour soigner une pneumonie que l'hépatisation ait succédé à l'engouement pulmonaire, ou pour combattre une pleurésie qu'à l'inflammation de la plèvre fût venue s'ajouter l'hydropisie

Le tubercule dans ce cas ne doit point seu-

attirer l'attention du médecin, et c'est vers l'état général surtout que ce dernier doit diriger sa médication, état général qui ne va qu'en s'affaiblissant à mesure que l'affection fait des progrès.

« La médication thermale, a dit M. Durand-Fardel, s'exerce dans une direction vraie et suffisante lorsqu'elle s'adresse exclusivement aux circonstances de la maladie, autres que le tubercule lui-même. » (*Annales*, t. IV.)

Les médecins qui ne sont point partisans du traitement sulfureux donnent, entre autres raisons, la difficulté très-grande du diagnostic. Tout en tenant compte de cette difficulté, nous pensons que, grâce aux travaux de quelques-uns de nos confrères, cette tâche est rendue moins difficile aujourd'hui. Nous avons tous apprécié la valeur des signes décrits par M. Bourdon, et la science s'est encore accrue d'un moyen précieux de diagnostic de la phthisie au début, je veux parler de la *respiration saccadée.*

Cette altération du murmure respiratoire souvent unique au début de la tuberculose, décrite par Zehetmayer, professeur de clinique à Lemberg, fut le sujet d'un article publié dans le *Moniteur des hôpitaux* du 20 juillet 1855, par le docteur Imbert Gourbeyre, et dans lequel il donna la traduction suivante : « On entend quelquefois la respiration saccadée au début de la tuberculose pulmonaire. L'inspiration ne se fait point alors d'un seul coup, par l'expression simultanée des vésicules, mais elle est entrecoupée, et s'accomplit en deux ou plusieurs temps séparés par un très-court intervalle de repos. » (Wien, 1854.)

Le docteur Bourgade écrivait en 1858, dans le numéro de novembre des *Archives générales de médecine*, ses recherches sur la *respiration saccadée*, et terminait son travail par les conclusions suivantes que je demande la permission de rapporter ici, car ce moyen précieux de diagnostic, que j'ai bien souvent constaté moi-même, ne me paraît pas suffisamment apprécié par le public médical :

« Pour établir d'une manière certaine le diagnostic d'une lésion tuberculeuse pulmonaire, il est nécessaire d'invoquer le concours de deux ordres de signes : les signes *physiques* locaux, qui indiquent le siége, l'étendue, la forme, le degré de la lésion, et les signes *rationnels* et *généraux*, qui démontrent principalement sa nature.

« Dès lors, s'il arrive que chez un malade on observe les signes rationnels et généraux d'une affection tuberculeuse commençante, et qu'en même temps l'exploration de la poitrine fasse découvrir l'existence de la respiration *saccadée*, indice *physique* de la lésion, je crois que, dans ce cas et avec le concours de ces deux ordres de signes, on pourra conclure avec certitude à l'existence d'une phthisie commençante. »

Malgré tous les moyens diagnostiques que nous possédons, et qui, je l'avoue, sont quelquefois insuffisants, je suppose que le médecin ne soit pas convaincu de l'existence de l'affection. Quel danger y aura-t-il à prescrire les eaux minérales sulfureuses, et celles de Saint-Honoré surtout au début de la phthisie pulmonaire?

Certains médecins craignent avec raison les accidents congestifs si fréquents à cette époque de la maladie, mais ces accidents peuvent être conjurés en s'en tenant à la période hyposthénisante de l'inhalation. Rester dans l'inaction, au contraire, n'est-ce pas permettre à l'affection de marcher en avant, en même temps que la constitution s'affaiblit?

L'expérience a confirmé pour moi cette manière de voir, et je n'hésite pas à soumettre au traitement sulfureux les malades atteints de phthisie au début.

Je n'ai pas de raisons suffisantes pour croire à l'action directe et dissolvante de nos eaux sur le tubercule, mais je crois à la sédation que j'obtiens par des inhalations courtes et répétées. Quant à l'absorption du tubercule lui-même, sommes-nous en mesure de la nier aussi facilement que nous le faisons en général? Je ne le pense pas. Des savants qui font autorité dans la science, alors surtout qu'il s'agit de phthisie pulmonaire, le docteur Fournet entre autres, croient à la possibilité de cette absorption et la regardent comme un moyen dont se sert la nature pour arriver à la guérison.

Le docteur Mélier n'avait-il pas exprimé lui-même un doute à cet égard dans une des réunions de la Société d'hydrologie ?

« On n'admet pas, disait-il, que la matière tuberculeuse puisse être résorbée en nature ; une proposition aussi désolante est-elle vraie dans toute son étendue ? Est-il démontré que la puissance de l'absorption, dont les ressources sont telles et si grandes que nous la voyons tous les jours faire disparaître, non-seulement des liquides en grande quantité, mais encore des masses énormes de sang coagulé, des fausses membranes et même la substance osseuse, est-il démontré qu'elle soit, comme on le dit, tout à fait sans action à l'égard de la matière tuberculeuse ? Et, en définitive, qu'a donc en elle-même cette matière qui puisse la rendre aussi réfractaire et inattaquable à une force qui pour d'autres se montre si puissante ? » (*Annales de la Société*, t. VI.)

Abandonnons ici l'idée de résorption de la masse tuberculeuse, ne voyons que les conséquences de son dépôt au milieu du tissu du poumon et ce que peut contre elles le traitement sulfureux.

Sous l'influence de l'action sédative et reconstituante de l'inhalation, la congestion pulmonaire disparaît, des hémoptysies fâcheuses à tous les points de vue peuvent être évitées, les forces

augmentent en même temps que l'appétit devient meilleur, et le tubercule n'étant plus entouré de cet état subinflammatoire qui l'accompagne presque toujours, peut plus facilement
alors, à mesure que la constitution s'améliore,
passer à l'état crétacé, forme sous laquelle on le
voit, sinon disparaître, du moins laisser le malade jouir pendant de longues années d'une santé
relativement bonne.

Si une maladie constitutionnelle grave, le
lymphatisme, la scrofule, par exemple, domine
la tuberculisation, ne serait-ce point une faute
que de ne pas s'adresser aux eaux minérales pendant le premier degré de la phthisie pulmonaire?

Le traitement que nous faisons suivre à nos
malades à Saint-Honoré est loin d'être toujours
le même; il varie suivant la nature de l'affection
et les indications quotidiennes.

Dans la forme subaiguë, c'est à la période sédative, hyposthénisante de l'inhalation que nous
avons recours. Chez quelques malades, il est
nécessaire au contraire de provoquer une légère
stimulation; effets opposés, mais que nous obtenons cependant avec assez de facilité au moyen
d'inhalations graduées et de l'eau prise en boisson.

C'est surtout à cette période de la phthisie que
j'engage mes malades à prendre de grands bains,
qui ne tardent pas à régulariser les fonctions de
la peau, en même temps qu'ils concourent à faire

disparaître l'engorgement pulmonaire. Les bains entiers sont encore d'un puissant secours, alors qu'il existe une diathèse dartreuse, et, dans ce cas, il n'est pas rare de voir s'amender les accidents pulmonaires, en même temps que reparaissent à la peau des manifestations morbides supprimées. « La répercussion des exanthèmes, a dit Bazin, doit figurer en première ligne parmi les causes occasionnelles de l'affection qui nous occupe. » (*Leçons sur la scrofule*, p. 470.)

Les douches révulsives sur les extrémités inférieures, les demi-bains, font encore partie du traitement suivant les indications. A l'aide de ces moyens, outre l'effet produit sur la congestion du poumon, on arrive souvent à rétablir chez les femmes l'écoulement des règles supprimées quelquefois depuis longtemps, et tous les médecins qui ont observé savent de quelle importance capitale est chez la femme le rétablissement de cette fonction.

J'ai eu à traiter à Saint-Honoré un certain nombre de malades que je considérais comme atteints de phthisie au premier degré, et j'avais d'autant plus lieu de le croire que mon diagnostic était appuyé par celui de confrères recommandables. Après deux ou trois séjours à nos eaux, ces malades ont vu s'améliorer leur santé au point de ne plus en avoir besoin, ou du moins se sont trouvés assez bien pour croire qu'il n'était pas nécessaire de recommencer une nouvelle saison. J'ai revu entre autres cette année une jeune femme qui avait fait deux saisons à Saint-Honoré, et que j'ai trouvée si bien, que je n'ai point osé, peut-être est-ce un tort, l'engager à poursuivre un traitement dont elle était persuadée de ne plus avoir besoin.

Mais, me dira-t-on, croyez-vous que ces malades sont à jamais guéris et à l'abri de nouvelles poussées tuberculeuses? A cela je répondrai que nous ne pouvons le prévoir.

Enrayer la maladie, relever une constitution délabrée, rendre au malade des forces qui ne faisaient que diminuer chaque jour, n'est-ce donc point un résultat assez sérieux pour engager des phthisiques à suivre, au début de l'affection, un traitement minéral?

Un des modes de guérison étant le passage du tubercule à l'état crétacé, dans quelles conditions meilleures pour obtenir un pareil résultat pourrons-nous placer le malade, qu'en améliorant sa constitution après avoir combattu la maladie constitutionnelle, sous l'empire de laquelle était probablement né le tubercule lui-même?

Nous avons à traiter tous les ans à Saint-Honoré un nombre relativement considérable de malades atteints de phthisie, et nous pouvons rendre à nos eaux cette justice, c'est que si elles ne guérissent que quelquefois, elles soulagent toujours.

Voici quelques observations de phthisie au premier degré :

OBSERVATION XXXI. — *Phthisie essentielle au premier degré. Disparition de tous les symptômes.*

Mme X... arrive à Saint-Honoré le 20 juillet 1869, et me remet de son médecin la lettre suivante :

« Màdame, d'un tempérament sec et nerveux, n'a jamais eu d'affection sérieuse jusqu'à ces dernières années ; aucune des personnes de sa famille ne présente d'affections des voies respiratoires. Le père et la mère sont morts d'une apoplexie cérébrale ; elle a deux enfants bien portants.

« Madame fut prise, en 1867, d'une pleurésie double qui mit ses jours en danger ; elle ne se rétablit que lentement, en conservant, pendant les mois qui suivirent, une matité manifeste des deux côtés de la poitrine, en arrière et en bas. En même temps persista une toux assez opiniâtre.

« Pendant l'été de l'année suivante, les symptômes morbides avaient à peu près disparu.

« En septembre 1868, la toux se montre de nouveau avec intensité et accompagnée d'hémoptysies peu abondantes, mais répétées. A cette époque, la poitrine ne présentait rien d'anormal du côté gauche, mais, à droite et en arrière, matité dans toute la hauteur du poumon.

« La respiration, forte et supplémentaire à gauche, était faible et prolongée à droite pendant l'inspiration. Un peu plus tard apparurent des râles muqueux à bulles fines, qui, pendant longtemps, furent perçus seulement dans l'espace compris entre l'omoplate et la colonne dorsale. Aujourd'hui, ces râles s'entendent également sous la clavicule du même côté.

« Avec des calmants, des balsamiques, des résineux, de l'huile de foie de morue, les révulsifs cutanés furent employés sous toutes les formes.

« En dernier lieu, je fis prendre les eaux de Saint-Honoré, qui amenèrent un certain bien-être en relevaut l'appétit et les forces. J'espère que Mme X..., en allant prendre ces eaux à la source même, y trouvera sinon la guérison, au moins une amélioration que doit faire pressentir le bénéfice qu'elle en a déjà retiré. »

ÉTAT le 20 juillet 1869. — Léger mouvement fébrile, toux fréquente, expectoration peu abondante, appétit presque nul, pas de forces, amaigrissement considérable, règles régulières, mais pauvres en quantité et en qualité.

AUSCULTATION. — Du côté gauche, respiration puérile ; du côté droit, diminution de la respiration ; râles sous-crépitants humides au sommet, en arrière et en avant.

TRAITEMENT. — Inhalations, douches de pieds, eau en boisson.

5 août, la malade se trouve bien, l'appétit est meilleur, les forces reviennent, la toux est moindre, et l'auscultation permet de constater une certaine amélioration ; la peau persiste cependant à être très-chaude.

Je fais prendre avec une extrême prudence un bain à 33° pendant vingt minutes, dont le résultat est excellent.

10 août, Mme X... va de mieux en mieux ; ses règles ont arrivé hier sans douleur.

15 août, Mme X... part très-bien.

A l'auscultation, il n'existe plus de râles, et la respiration s'entend très-bien dans le poumon droit.

RÉFLEXIONS. — Cette observation ne peut pas être plus concluante, et la lettre si précise du médecin traitant ne laisse aucun doute sur la nature de l'affection.

Comme on vient de le voir, il m'arrive quelquefois d'administrer quelques bains à des phthisiques ; c'est alors surtout que la peau est chaude, brûlante, que ses fonctions se remplissent mal, et je vois bien souvent alors tomber un état fébrile dont la cause est plutôt nerveuse qu'entretenue par l'affection du poumon. Est-il besoin d'ajouter que ce moyen de traitement doit être surveillé d'une manière spéciale et employé avec prudence.

OBSERVATION XXXII. — *Phthisie au premier degré, intéressant les deux poumons et paraissant liée à un état rhumatismal. Grande amélioration.*

M. X...., sculpteur, tempérament lymphatique sanguin, assez bonne constitution, trente-cinq ans, enfance bonne, peu sujet aux rhumes, a commencé à tousser vers la fin de 1866.

En février 1867, la toux augmente; M. X... consulte un médecin, qui fait appliquer un cautère sous la clavicule gauche, prescrit l'huile de foie de morue, le sirop d'hypophosphite et les vapeurs de goudron.

M. X... vient à Saint-Honoré le 18 juin 1868; il m'assure que sa maladie est fortement influencée par les variations atmosphériques. Depuis le début, il y a eu trois hémoptysies : la première, très-abondante, fin avril ; la deuxième, moindre, fin mai ; la troisième, il y a quinze jours. L'amaigrissement est considérable.

M. X... m'assure que l'hérédité n'entre pour rien dans la cause de sa maladie, qu'il attribue à des chauds et froids.

AUSCULTATION. — Du côté gauche, le premier atteint et là où a été appliqué le cautère, obscurité de la respiration ; à droite, la respiration ne s'entend pas au sommet, et l'on perçoit quelques craquements.

Je dis au malade le résultat de mon examen, qu'il trouve conforme à celui de son médecin.

TRAITEMENT. — Inhalations, douches révulsives, eau en boisson.

Sous l'influence de ce traitement, l'appétit revient, les digestions se font mieux, le malade engraisse, la toux diminue chaque jour.

Le 12 juillet, M. X... quitte Saint-Honoré, enchanté de son traitement.

A l'auscultation, je ne trouve plus rien à gauche ; à droite, les craquements ont disparu, et l'air arrive au sommet du poumon.

RÉFLEXIONS. — L'absence d'hérédité, le tempérament du malade, l'état qu'il professe, le déplacement de l'affection du poumon gauche au poumon droit étaient des raisons suffisantes pour nous porter à croire à la nature arthritique de l'affection, et cependant nous avons obtenu une amélioration bien grande, après une saison de moins d'un mois.

C'est surtout alors que nous avons affaire à des malades lymphatiques ou scrofuleux que nous obtenons les meilleurs résultats des eaux de Saint-Honoré.

OBSERVATION XXXIII. — *Phthisie au premier degré, de nature scrofuleuse. Disparition de tous les symptômes pulmonaires.*

M. X..., trente-un ans, lymphatique, faible constitution, enfance maladive, gourmes, adénites cervicales, etc., est atteint, depuis deux ans, d'une tumeur strumeuse du genou droit.

Il y a dix-huit mois, il a été pris d'une toux qui n'a fait qu'augmenter depuis, qui a été accompagnée d'un amaigrissement considérable et d'une lassitude extrême ; à deux reprises différentes, M. X... a eu du sang dans ses crachats, mais jamais d'hémoptysie sérieuse.

Arrivé à Saint-Honoré le 20 août 1868.

AUSCULTATION. — En arrière et en avant des deux côtés et aux sommets, diminution considérable de la respiration, surtout à droite, où l'oreille a peine à l'entendre si le malade ne fait pas une forte inspiration. Dans ce cas, la respiration est très-rude et accompagnée de légers craquements.

TRAITEMENT. — Inhalations, douches de pieds, boisson, plus tard bains.

14 septembre, M. X... quitte l'établissement en bon état ; *la respiration est parfaite des deux côtés ;* la tumeur du genou n'a pas diminué. Je conseille une nouvelle saison, et j'engage le malade à me donner de ses nouvelles.

RÉFLEXIONS. — Je n'ai plus revu ce malade, chez lequel j'aurais voulu soigner la tumeur du genou, dont je n'avais pas pu m'occuper d'une manière spéciale.

Si, entre beaucoup d'autres, j'ai choisi l'observation précédente, c'est que je désirais qu'il n'y eût aucun doute sur la nature de l'affection.

Cette forme de la phthisie est très-insidieuse ; elle existe quelquefois chez des personnes qui ont toute l'apparence d'une santé florissante, et l'auscultation seule peut permettre au médecin de porter un diagnostic certain. D'un autre côté, sa marche est plus lente et laisse plus de prise au traitement. C'est aussi dans cette forme, je le répète, que l'on obtient les plus sérieux résultats par la médication sulfureuse.

OBSERVATION XXXIV. — *Phthisie au premier degré, de nature herpétique. Disparition complète des symptômes.*

M. D..., vingt-huit ans, tempérament nerveux, pas d'hérédité, enfance très-bonne, a eu cependant une affection de peau qui reparaît encore de temps à autre.

Il y a deux ans, fièvre intermittente dont il n'a été débarrassé qu'après plusieurs mois.

Il y a six mois, pleurésie du côté droit qui a été combattue par des révulsifs, mais qui a laissé après elle une toux qui persiste encore. Depuis cette époque, M. D... a eu quelques hémoptysies.

Arrivé à Saint-Honoré le 4 juillet 1869.

ÉTAT. — Toux fréquente, enrouement facile, amaigrissement considérable, inappétence, insomnie, sueurs nocturnes légères.

AUSCULTATION. — A gauche, respiration exagérée ; à droite, matité avec absence complète de la respiration, au sommet, en avant et en arrière.

TRAITEMENT. — Inhalations, douches de pieds, eau en boisson.

8 juillet, le malade me dit aller mieux. L'appétit revient, la toux est peut-être plus fréquente, mais l'expectoration plus facile.

10 juillet, il n'y a plus eu de sueurs nocturnes depuis le 8, appétit bon, sommeil réparateur.

AUSCULTATION. — La respiration commence à s'entendre au sommet du poumon droit.

Le malade me fait observer que, depuis qu'il est sérieusement malade, il n'a plus vu trace de son eczéma.

15 juillet, le malade se plaint d'avoir, depuis hier, une fièvre continuelle ; le pouls est à 120 pulsations.

A l'auscultation, je trouve le poumon droit complétement débarrassé et la respiration est parfaite là où on ne l'entendait pas.

Je prescris un bain de vingt minutes après lequel le malade se trouve bien. Son pouls est descendu à 88° ; le bain sera renouvelé chaque jour.

23 juillet, M. D... quitte Saint-Honoré, enchanté comme moi du résultat obtenu. A l'auscultation, la respiration est parfaite.

RÉFLEXIONS. — Cette observation vient confirmer ce que l'on peut attendre de nos eaux. En effet, après onze jours de traitement, la respiration, qui ne s'entendait pas chez notre malade au sommet du poumon droit, en avant et en arrière, est perçue facilement ; l'appétit revient, et avec lui les forces ; les sueurs disparaissent, et l'auscultation, au moment du départ, nous permet d'entendre le murmure respiratoire aussi net à droite qu'à gauche. Comme dans une des précédentes observations, nous voyons l'état fébrile céder, comme par enchantement, à la suite du premier bain.

En face de résultats pareils, on serait tenté d'écrire en gros caractères le mot : Guérison, si l'expérience ne nous apprenait pas qu'il faut, dans des cas pareils, être très-prudent au point de vue du pronostic.

L'avenir réserve-t-il une nouvelle rechute à ces malades chez lesquels nous avons vu disparaître les symptômes si alarmants de la phthisie au début ? Nous ne pouvons répondre d'une manière certaine ; mais comme je l'ai déjà dit, n'est-ce point déjà un résultat sérieux que d'enrayer la maladie, relever une constitution délabrée, rendre aux malades des forces qui allaient en diminuant chaque jour, et enfin affirmer chez le phthisique cette confiance en l'avenir si nécessaire à la guérison.

Pour arriver à de pareils résultats, il faut que le malade vienne de bonne heure demander sa guérison à nos thermes, car, je le répète, on ne saurait trop tôt combattre une affection qui marche quelquefois avec une effrayante rapidité ; et la médication thermale, comme toutes les autres, est bien plus armée pour prévenir que pour guérir les maladies.

Deuxième période. — Période de ramollissement. — S'il est souvent difficile de diagnostiquer la phthisie au début, il n'en est pas en général ainsi quand elle est parvenue à sa deuxième période. Alors, en effet, les signes rationnels sont plus prononcés, et les symptômes plessimétriques et stéthoscopiques ne laissent, dans la plupart des cas, aucun doute au médecin. Je dis dans la plupart des cas, car il peut encore arriver à cette période que l'auscultation ne nous donne aucun résultat positif, et l'on sait dans quelles conditions. « La mort elle-même, a dit Andral, peut survenir par le seul fait des tubercules avant que l'auscultation ait pu révéler leur existence. »

Comme je l'ai dit, suivant l'opinion de médecins recommandables, c'est à cette époque de la maladie que les eaux sulfureuses doivent surtout être conseillées. Je suis loin, on a pu le voir, de partager cet avis, et je crois qu'il est possible de retourner, à ce propos, contre leurs auteurs les raisons qu'ils donnent pour soutenir cette opinion.

En effet, vu la difficulté de diagnostic de la première période, ne peut-il pas arriver que bon nombre de phthisies soient arrêtées dans leur marche sans que le tubercule lui-même ait été reconnu ?

Dans la phthisie au deuxième degré, au contraire, les améliorations et les guérisons sont enregistrées avec plus de certitude; on ne peut nier devant l'évidence manifeste des faits.

Les inhalations sulfureuses de Saint-Honoré sont encore précieuses à cette époque de la tuberculisation, et nous avons pu souvent en constater les heureux résultats.

Le médecin qui les conseille doit s'occuper de l'état général du malade et des altérations qui se passent du côté du poumon.

La première indication sera naturellement plus difficile à remplir que pendant la période de crudité du tubercule, parce que l'état général aura plus souffert, que la constitution sera plus altérée, et que les bains entiers ne pourront pas être administrés avec autant de sécurité à des malades pour lesquels il faut craindre les moindres refroidissements. Heureusement l'inhalation vient encore, dans ce cas, nous porter un secours efficace en rétablissant les fonctions de la peau.

Du côté du poumon, il y a à considérer :

1° Le tubercule lui-même, discret ou confluent ;

2° L'inflammation du tissu pulmonaire le plus voisin ;

3° L'engorgement des tissus ambiants.

Les résultats nécroscopiques nous apprennent qu'après la fonte tuberculeuse, les parois des cavernes peuvent, en se rapprochant, amener naturellement une cicatrisation complète ; c'est donc à obtenir un pareil résultat que le médecin doit s'attacher, et dans ce but prescrire le traitement sulfureux. Nos inhalations sulfureuses, en calmant par leur effet sédatif la subinflammation du tissu pulmonaire, peuvent arrêter une fonte tuberculeuse trop rapide, en même temps qu'elles la limitent dans sa marche.

En effet, l'inflammation des tissus qui enveloppent immédiatement le tubercule doit participer, dans un temps plus ou moins prochain, à la fonte tuberculeuse. Or, faire disparaître cette inflammation, n'est-ce pas, comme je le dis, limiter le ramollissement au tubercule lui-même?

Il faut d'autres fois, dans certaines phthisies essentiellement chroniques, indolentes, que l'inhalation vienne apporter aux parties malades une douce stimulation et activer par là un travail trop lent, après lequel seulement la guérison peut être espérée. Dans ces cas, nous arrivons jusqu'à la période de retour et quelquefois jusqu'au début de la période d'excitation, sauf à combattre aussitôt cette excitation si elle venait à dépasser les limites qu'on a voulu lui imposer.

Mais que de soins, que d'expérience il faut avoir pour manier cette arme à deux tranchants qu'on appelle *inhalation*. Aussi que d'accidents graves j'ai vus survenir chez des malades mal conseillés ou qui prétendaient pouvoir se servir seuls de cette médication puissante, mais aussi bien dangereuse dans des mains inexpérimentées.

Il n'est pas rare de voir survenir, à la suite du traitement, un léger mouvement fébrile alors qu'on est allé jusqu'à la stimulation. C'est au médecin à savoir s'arrêter à temps, à revenir à l'action sédative de l'inhalation. et quelquefois à la supprimer elle-même complétement pendant un ou deux jours, en ayant soin, par des douches révulsives sur les extrémités inférieures, de faire disparaître ou diminuer au moins la congestion pulmonaire.

Sous l'influence de ce traitement, nous avons vu bien souvent les forces revenir, l'appétit augmenter, les sueurs diminuer d'abord pour disparaître ensuite, et les symptômes plessimétriques et stéthoscopiques s'amender ou disparaître aussi.

Quand nous avons le bonheur d'arriver à de pareils résultats, nous cherchons par tous les moyens à persuader à nos malades qu'il leur est indispensable d'aller passer les hivers dans le Midi, car cette amélioration obtenue, quelquefois si promptement, cède bien souvent en quelques heures devant un changement brusque de température ou à l'apparition d'une nouvelle bronchite, signe bien évident de l'importance capitale de la disparition, autour du tubercule, de l'inflammation et de l'engorgement pulmonaire.

Après un séjour aux eaux, dont il est impossible de préciser la durée et qui a varié, à Saint-Honoré, entre vingt et quarante jours, nous avons vu disparaître ou diminuer les signes stéthoscopiques du ramollissement, et chez plusieurs tout nous fait espérer que la tuberculose est enrayée d'une manière définitive.

Hâtons-nous de dire que ces cas heureux se sont présentés chez des malades dont la tuberculisation pulmonaire était limitée.

Chez d'autres, au contraire, malgré une amélioration très-sérieuse et constatée après chaque saison, la fonte tuberculeuse n'a fait que marcher en avant jusqu'à une terminaison fatale.

Cependant, en présence de ces temps d'arrêt si tranchés, n'est-il pas permis de se demander si la guérison n'aurait point été obtenue, ou du moins la vie prolongée encore longtemps, si les malades étaient allés passer les hivers dans les pays chauds, loin des brusques variations atmosphériques ?

C'est quand la phthisie pulmonaire est arrivée à la deuxième période, qu'il est possible de la confondre avec certains catarrhes, alors qu'ils se présentent surtout chez des femmes atteintes en même temps de dysménorrhée ou d'aménorrhée. La percussion, dans ces cas, ne laisse point entendre de matité autour des prétendues cavernes, qui ne sont, le plus souvent, comme on sait, que des dilatations bronchiques plus ou moins remplies de mucosités.

L'état général et les antécédents permettront aussi au médecin de formuler le plus souvent son diagnostic d'une manière précise.

C'est encore à ce degré de la phthisie pulmonaire qu'on peut voir survenir des améliorations surprenantes, en même temps que l'apparition d'affections dartreuses supprimées, alors que les symptômes pulmonaires avaient coïncidé avec cette suppression plus ou moins ancienne.

Mon prédécesseur, le docteur Allard, avait parfaitement remarqué dans ces cas les avantages du traitement par les eaux de Saint-Honoré. « La deuxième période de la phthisie pulmonaire, dit-il, compliquée d'herpétisme, etc., est celle pour laquelle les eaux de Saint-Honoré sont surtout indiquées. »

Pour nous, et nous l'avons dit souvent, tout en tenant grand compte des effets de nos eaux dans la phthisie liée à une constitution rhumatismale ou dartreuse, c'est surtout alors que l'affection sera sous la dépendance du lymphatisme ou de la scrofule que nous serons certains de résultats meilleurs.

OBSERVATION XXXV. — *Phthisie au deuxième degré. Disparition presque complète de tous les symptômes après une seule saison.*

M. X..., trente-un ans, très-faible constitution, a eu des phthisiques dans sa famille. Deux pneumonies depuis dix ans, la dernière il y a six ans.

Depuis deux ans, M. X... a été pris d'une toux très-inquiétante, sans hémoptysie, mais accompagnée d'un amaigrissement considérable. En 1866, le docteur Gendrin a conseillé le Mont-Dore, mais il a constaté l'année suivante que le résultat avait été nul.

D'après le médecin traitant, les deux tiers du poumon droit sont farcis de tubercules.

Arrivé à Saint-Honoré le 29 juin 1867.

ÉTAT. — Maigreur considérable, absence de forces, toux fréquente, tantôt sèche, tantôt suivie d'une expectoration caractéristique abondante. Absence d'appétit et de sommeil, sueurs nocturnes. Pas d'hémoptysie.

AUSCULTATION. — *En arrière*. A gauche, respiration exagérée. A droite, au sommet. râles crépitants, humides et cavernuleux; au-dessous de l'omoplate, râles humides à la fin de l'inspiration et de l'expiration.

En avant. A gauche, à la région du cœur, râles cré- pitants humides très-fins; à droite, sous la clavicule, res- piration rude avec expiration très-prolongée.

TRAITEMENT. — Inhalations, douches de pieds, eau en boisson.

6 juillet, le malade respire un peu plus facilement, les forces reviennent, l'appétit est meilleur, la toux est tou- jours fréquente et accompagnée d'une abondante expec- toration. Les sueurs ont diminué un peu.

13 juillet, le mieux continue. A l'auscultation, *je ne trouve plus qu'un peu de craquement* à droite et en arrière dans la fosse sous-scapulaire.

18 juillet, même état.

23 juillet, sommeil bon, toux à peine appréciable, plus de sueurs, bon appétit, les forces reviennent rapidement, le malade est enchanté. A l'auscultation, je ne trouve qu'un peu de râle sibilant à droite et en avant.

26 juillet, M. X... quitte Saint-Honoré. Je ne trouve aucun bruit morbide à l'auscultation.

Le 22 août, le médecin traitant m'écrit pour me féli- citer du résultat obtenu.

RÉFLEXIONS. — J'ai appris indirectement que M. X... avait succombé, il y a un an environ. Très-probable- ment une nouvelle poussée tuberculeuse se sera faite chez ce malade, que sa profession de marchand de bois en gros exposait souvent aux intempéries des saisons, Toujours est-il que les résultats obtenus à Saint-Honoré ne pouvaient pas être plus beaux.

Malheureusement, trompé par une guérison rapide, M. X... a cru devoir reprendre ses occupations premières, et une bronchite nouvelle aura probablement été le point de départ de cette poussée tuberculeuse à laquelle il a succombé rapidement.

OBSERVATION XXXVI. — *Phthisie au deuxième degré. Névropathie générale. Très-grande amélioration.*

Mme X... est arrivée à l'âge de la ménopause, elle est atteinte depuis bien des années de bronchites répétées, accompagnées depuis quelque temps d'hémoptysies légères, mais fréquentes, qui ont fait craindre d'autant plus, qu'il y a dans la famille des antécédents fâcheux.

A la suite de son état de faiblesse est survenue une névrose qui a eu pour siége la plupart des grands appareils de l'économie et qui souvent s'est compliquée d'accidents hystériformes des plus variés. Puis, phénomènes du côté des centres céphalo-rachidiens : faiblesse des muscles, engourdissements, crampes.

Depuis longtemps, des accidents sérieux se sont manifestés à la poitrine, du côté droit surtout et particulièrement dans la fosse sus et sous-épineuse, matité, respiration prolongée, râles crépitants humides.

Tels sont les renseignements que me donne le médecin qui m'adresse la malade.

Arrivée à Saint-Honoré le 20 août 1869.

ÉTAT. — Maigreur extrême, état nerveux porté à son summum d'intensité, toux fréquente, expectoration abondante et caractéristique, insomnie, sueurs nocturnes, diarrhée.

PERCUSSION. — Matité aux deux sommets en avant et en arrière.

AUSCULTATION. — En arrière à gauche dans la fosse sous-scapulaire, râles crépitants humides ; en arrière à droite, râles cavernuleux.

En avant, des deux côtés, respiration rude et expiration prolongée.

TRAITEMENT. — Inhalations, douches révulsives sur les pieds. Boisson.

24 août, quelques filets de sang dans les crachats.

26 août, va mieux, un peu de diarrhée, l'eau sulfureuse sera mélangée à du sirop de gomme.

31 août, mieux manifeste, toux moindre, expectoration plus facile et mieux aérée, plus de diarrhée, état nerveux extraordinaire contre lequel je prescris un bain de vingt minutes qui est bien supporté et soulage la malade.

10 septembre, le mieux se confirme. Mme X... a confiance et espère guérir.

15 septembre, la malade quitte Saint-Honoré dans un état relativement très-bon.

L'auscultation ne constate absolument que de la faiblesse du murmure respiratoire du côté droit surtout, appétit excellent, bon sommeil.

RÉFLEXIONS. — Cette observation est d'autant plus concluante, que j'ai revu la malade deux ans après, qu'elle allait bien et constatait chaque jour une amélio·ration dont elle rapportait tous les bénéfices au traitement qu'elle avait suivi à Saint-Honoré.

Outre les résultats obtenus du côté des organes respiratoires, nous voyons encore, par cette observation, quels services peuvent rendre nos eaux dans la plupart des affections nerveuses.

OBSERVATION XXXVII. — *Phthisie au deuxième degré.*
Amélioration très-sensible.

M. X..., quarante ans, tempérament lymphatique, faible constitution, a eu depuis quelques années plusieurs pneumonies.

Depuis trois mois, la toux est devenue plus fréquente, et les forces ont diminué en même temps que survenait un amaigrissement considérable.

État à son arrivée le 3 août 1868. — Maigreur excessive, toux opiniâtre, habituellement sèche dans la journée, mais suivie la nuit et le matin d'une abondante expectoration ; inappétence, sueurs nocturnes depuis un mois.

Auscultation. — Au sommet à droite, submatité avec résonnance de la voix, faiblesse du murmure respiratoire ; au-dessous de la clavicule à droite, râles cavernuleux.

A gauche au sommet et en avant, diminution du bruit respiratoire, craquements secs.

Traitement. — Inhalations, douches de pieds, eau en boisson.

10 août, la respiration est meilleure.

Quoi qu'en dise le malade, l'expectoration est plus facile, les sueurs nocturnes persistent.

14 août, le malade avoue enfin un mieux sensible. Il est plus fort, dort une partie de la nuit, l'appétit est meilleur, moins de sueurs.

A l'auscultation, je constate une amélioration sérieuse des deux côtés.

24 août, le malade part très-content. Je ne trouve plus à l'auscultation que des râles sous-crépitants très-fins dans la fosse sous-épineuse et sous la clavicule droite.

Réflexions. — Voilà encore un résultat bien satisfaisant. Il est évident que nous avons enrayé la marche des accidents pulmonaires et nous avons le droit d'espérer en l'avenir si le malade sait s'entourer de tous les soins nécessaires pour éviter, autant que possible, de nouvelles poussées tuberculeuses.

Troisième degré. — Nous voici maintenant arrivé à la période ultime de la phthisie pulmonaire, à cette période de l'affection où l'on peut dire que généralement toutes les médications sont impuissantes.

Les médecins qui se sont occupés du traitement par les eaux sulfureuses s'accordent à reconnaître que c'est avec une extrême réserve qu'il faut alors le tenter.

Nous partageons parfaitement ces idées au point de vue du traitement par les inhalations sulfureuses de Saint-Honoré, et qui plus est, nous nions en général l'efficacité de nos eaux à cette époque de l'affection.

Mais d'abord, pour faire comprendre notre pensée, établissons ce que nous entendons par troisième période de la phthisie pulmonaire. Cette distinction, je le crois, suivant qu'elle est appréciée de telle ou telle manière, peut être souvent une cause d'erreur, au point de vue de l'opportunité du traitement.

La première période, ou période de crudité du tubercule, ne laisse de doutes pour personne, c'est ce temps de l'affection pendant lequel le tubercule se trouve déposé dans le tissu pulmonaire, ne laissant souvent suspecter son existence par aucun signe morbide sérieux.

Le deuxième degré est caractérisé par le ramollissement, la fonte du tubercule lui-même et son expulsion au dehors.

Mais qu'est-ce donc alors que la troisième période ?

Le ramollissement du tubercule, l'existence des cavernes appartiennent aussi bien au deuxième qu'au troisième degré. L'expectoration, la diarrhée, la fièvre, l'hémoptysie, la dyspnée, les douleurs pectorales, les symptômes plessimétriques et stéthoscopiques sont souvent, à la troisième période de la phthisie, absolument semblables à ceux du tubercule arrivé seulement à son deuxième degré.

Que faut-il donc entendre, je le répète, par troisième période de la tuberculose ?

Pour répondre à cette question, il faut, selon nous, beaucoup moins s'occuper de l'état du poumon plus ou moins envahi, que de l'état général du malade.

En effet, à ce moment de la phthisie, à la suite du ramollissement du tubercule et de la fonte elle-même du tissu pulmonaire ambiant, tous les organes semblent participer à l'altération générale. Outre l'infection produite par une absorption qu'on ne peut plus nier alors, c'est à un sang incomplétement oxygéné que les organes viennent demander la force d'exercer leurs fonctions qui s'éteignent.

On voit le malade atteint d'une dyspnée extrême, les muscles inspirateurs se fatiguent en efforts impuissants, le cœur bat avec force, comme s'il voulait remédier par la rapidité de la circulation à la pauvreté du sang que le poumon lui fournit.

Des sueurs colliquatives coïncident avec de la fièvre et une perte souvent complète de l'appétit.

Ces sueurs elles-mêmes ne disparaissent souvent que pour laisser après elles des diarrhées incoercibles qui plongent le malade dans l'abattement et le marasme.

Les extrémités inférieures s'œdématient, c'est là souvent le départ d'une hydropisie générale.

Au milieu de ce cortége effrayant de symptômes, l'intelligence reste souvent intacte, dernier refuge d'une vie qui doit s'éteindre bientôt.

Voilà, selon nous, la troisième période de la phthisie pulmonaire.

Que peuvent dans ces cas les inhalations sulfureuses de Saint-Honoré ?

Rien, absolument rien, pas plus que toutes les médications possibles.

Dans cette période extrême, n'engageons pas les malades à se rendre aux eaux minérales, et laissons-les aux soins et à l'affection de la famille.

CONCLUSIONS

1. Les eaux de Saint-Honoré sont les seules eaux sulfureuses sodiques du centre de la France.

2. Leur composition chimique, les effets thérapeutiques que nous en obtenons depuis treize ans, montrent suffisamment leur analogie avec les sources des Pyrénées, et en particulier avec celles des Eaux-Bonnes.

3. Leur abondance est telle que, sans parler des bains ordinaires, les malades peuvent se baigner dans les piscines, au milieu d'une véritable rivière sulfureuse.

Dans ces conditions, il est facile de comprendre les excellents résultats que nous obtenons chaque année, chez les nombreux enfants que l'on conduit à ces thermes, chez ces enfants affaiblis, lymphatiques, dont nous voyons se modifier rapidement la constitution.

Comme je l'ai dit, dans la piscine de Saint-Honoré, ces enfants se livrent à des exercices salutaires qui développent leurs muscles, dilatent leur poitrine, activent la circulation et permettent à la sortie du bain une réaction bienfaisante.

4. Les affections de peau, liées surtout au lymphatisme ou à la scrofule, sont toujours influencées d'une manière heureuse.

5. Les eaux de Saint-Honoré devront toujours être recommandées spécialement dans toutes les affections des voies respiratoires, de nature lymphatique ou strumeuse; elles emprunteront surtout dans ces cas leur puissance curative à l'inhalation de leurs principes minéralisateurs.

6. La chlorose, l'anémie, les affections nerveuses qui en sont la conséquence, certaines affections utérines trouveront à Saint-Honoré, sinon une guérison toujours complète, du moins une amélioration notable.

7. Ce n'est pas seulement prises sur les lieux mêmes, que les eaux de Saint-Honoré constituent un précieux agent thérapeutique. Parfaitement embouteillées, suivant une méthode dont j'ai eu l'honneur de rendre compte en 1870 à la Société d'hydrologie, elles peuvent supporter les trans-

ports les plus éloignés, tout en conservant une sulfuration parfaite.

8. Enfin nous sommes convaincu que les sources de Saint-Honoré peuvent, dans un grand nombre de cas, remplacer avantageusement certaines eaux sulfureuses d'Allemagne.

FIN

TABLE DES MATIÈRES

Paris. — Impr. Gauthier-Villars, 55, quai des Grands-Augustins.